多部位联合增强 CT 成像
临床应用

主　编　沈　文　尹建忠

参编人员（以姓氏笔画为序）

于　静　于文娟　石　祥　龙淼淼　刘丽华

刘晓斌　李晓琳　陈丽华　季　倩　屈　瑾

夏　爽　柴　超　高光峰　郭　瑜　展　影

黄黎香　崔　倩　葛夕洪　程　悦　谢双双

雷新玮　冀晓东

人民卫生出版社

图书在版编目（CIP）数据

多部位联合增强 CT 成像临床应用/沈文,尹建忠主编.—北京:人民卫生出版社,2018

ISBN 978-7-117-25958-3

Ⅰ.①多… Ⅱ.①沈…②尹… Ⅲ.①计算机 X 线扫描体层摄影-临床应用-研究 Ⅳ.①R814.42

中国版本图书馆 CIP 数据核字（2018）第 021441 号

人卫智网	www.ipmph.com	医学教育、学术、考试、健康, 购书智慧智能综合服务平台
人卫官网	www.pmph.com	人卫官方资讯发布平台

多部位联合增强 CT 成像临床应用

主　　编：沈　文　尹建忠

出版发行：人民卫生出版社（中继线 010-59780011）

地　　址：北京市朝阳区潘家园南里 19 号

邮　　编：100021

E - mail：pmph @ pmph.com

购书热线：010-59787592　010-59787584　010-65264830

印　　刷：北京顶佳世纪印刷有限公司

经　　销：新华书店

开　　本：787×1092　1/16　印张：14

字　　数：341 千字

版　　次：2018 年 2 月第 1 版　2019 年 8 月第 1 版第 3 次印刷

标准书号：ISBN 978-7-117-25958-3/R·25959

定　　价：148.00 元

打击盗版举报电话：010-59787491　E - mail：WQ @ pmph.com

（凡属印装质量问题请与本社市场营销中心联系退换）

前　言

随着 CT 技术的发展，CT 检查设备速度明显提高，特别是宽排检测器 CT 的发展，使得临床在一次注射对比剂过程中能够进行两个以上不同部位或同一部位不同目的的检查。

目前，临床实际工作中常见计算机体层摄影血管造影（computed tomography angiography，CTA）与增强检查的联合应用，随着设备速度的提高，我们现在还可以遇到一次注射对比剂进行冠脉和头颈部 CTA，乃至全身 CTA 的联合检查。在进行上述联合检查时，如何进行扫描方案的设置、根据临床病人的实际情况选择不同的扫描方案、在联合扫描中如何尽可能减少辐射剂量等内容是本书的重点。

本书内容根据联合检查的不同类型，例如冠脉 CTA 与其他部位 CTA 的联合检查、CTA 和 CTV 的联合检查、CTA 与增强联合检查、灌注与 CTA 联合检查等情况，分别讨论检查方案设置时的重点；在形式方面，对具体的扫描方案设置进行了表格式介绍，结合不同部位的具体病例，方便读者在实际工作中进行扫描方案设置和选择；对于联合检查中的辐射剂量问题，本书最后专列一章对于如何减少联合检查中的辐射剂量进行探讨。

本书所述及的各种临床处置、方法和药物剂量均已经过临床试验验证，部分已经应用于临床，并有相应文献记述，具有一定的参考价值。任何使用必须在国家相关法律的允许下，在行业行政部门的监管下，由合法的医务人员进行操作实施。由于临床情况复杂，存在个体差异，医务人员应根据所处的具体情况，对本书提供的资料酌情参考，作出自己独立判断。

然而，由于编写者的认识和经验有限，临床和设备的具体情况不同，书中的观点和扫描方案不一定完善和十分恰当，也会存在一些不妥之处，希望得到读者的理解。

沈　文　尹建忠

2017 年 10 月

目 录

网络增值服务

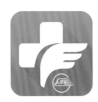

人卫临床助手

中国临床决策辅助系统

Chinese Clinical Decision Assistant System

扫描二维码，
免费下载

第 1 章

Chapter 1

CT 技术的历史与发展

一、CT 技术的历史

1895 年 11 月 8 日傍晚，伦琴在维尔茨堡大学物理研究所大楼进行阴极射线实验时，无意间发现 2 米外一个工作台上的荧光屏在闪烁。这一奇怪的现象立刻吸引了他的注意，因为他知道电子束是不可能穿越几厘米的空气，更不可能使 2 米外的荧光屏发光。伦琴很快意识到这是一种与红外线、可见光以及当时已知的紫外线完全不同的射线，他给这种新发现的射线取了一个充满神秘色彩的名字——X 射线。伦琴发现 X 射线能够穿透一般光线无法透过的物质，并使照相底片感光。随后人们认识到 X 射线在科学技术和医学界中具有无法估量的潜力，伦琴也因此获得了 1901 年颁发的第一届诺贝尔物理学奖。X 射线很快就被广泛地应用于医学研究，如今基于 X 射线的科学仪器已成为生物学、医学、计量检测等领域必不可少的工具。

传统的 X 线平片成像方法是将三维的人体沿 X 线入射方向投影为二维的图像，体内的组织结构会重叠在一起。这种成像方式虽然有极好的空间分辨力，但是密度分辨力较低。传统 X 线成像方式的这两个局限性，也促成了 X 线断层成像（tomography）技术的出现。1917 年，澳大利亚数学家 Radon 证明从无限多个投影数据可以重建出原来的物体，随后经其他科学家的努力，Radon 重建理论应用于 CT 图像重建的一系列问题逐渐得到解决。但在当时，这些图像重建技术还不能得到计算机技术的帮助，精度不是很高。

1967 年，英国 EMI 中心实验室的研究员 Godfrey Hounsfield 博士（图 1-1）成功研制出一台能提高 X 线利用效率的扫描装置，这就是现代 CT 的雏形，最初需要 9 天时间才能完成数据采集，求解 28 000 个方程需要一台计算机计算 2.5 小时才能产生一幅图像。进一步改进了数据采集和重建技术后，第一台基于断层成像的临床 CT 扫描机于 1971 年 9 月安装在 Atkinson-Morley 医院，4.5 分钟即可生成图像。1972 年 4 月，Hounsfield 博士在英国放射学年会上首次公布这一结果，正式宣告了 CT 的诞生。这一消息马上引起科技界与医学影像界的极大震动，CT 的研制成功被誉为自伦琴发现 X 线后放射诊断学上的最重要成就。10 年后的 1979 年，Hounsfield 和奠定 CT 重建方法理论基础的美国物理学家 Cormack 一起获得了诺贝尔医学奖，这也是医学设备发明人第一次获得诺贝尔医学奖。

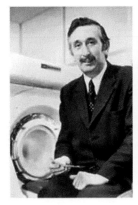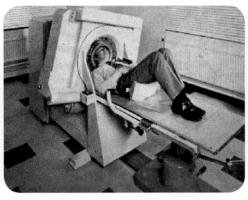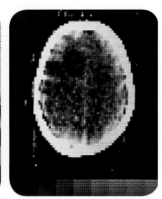

图 1-1　Hounsfield 博士和 EMI CT

最初的 CT 设备只能用于头部扫描。第一台体部 CT 机是 Robert Ledley 设计的 ACTA（automatic computerized transverse axial）扫描仪，这台扫描仪的检测器上有 30 个光电倍增管，仅需 9 次平移/旋转就可以完成一次扫描。在螺旋 CT 诞生之前，根据层面采集 CT 发展和结构特点，可以大致分为四代（图 1-2，表 1-1）：①第一代（平移/旋转方式）：1970 年 Hounsfield 设计的原型机，X 线采用线形束，单一检测器，每 1° 再次扫描，旋转 180°，一个层面耗时太久，未用于临床；②第二代（平移/旋转方式）：1972 年，X 线采用窄扇形束，多个检测器（16~30 个），采集一个层面信息要耗时数分钟，可临床实用的最早设计；③第三代（旋转/旋转方式）：1976 年，X 线采用宽扇形线束，数百（500~800）个检测器，旋转远小于 180°，采集一个层面信息仅耗时数秒；④第四代（固定/旋转方式）：1978 年，与第三代 CT 机采用不同的设计思路，采集一个层面信息耗时数秒。其中第三代 CT 的设计已成为现代 CT 所采用的方式，此后的螺旋 CT 和多层螺旋 CT 也采用这种设计方案。

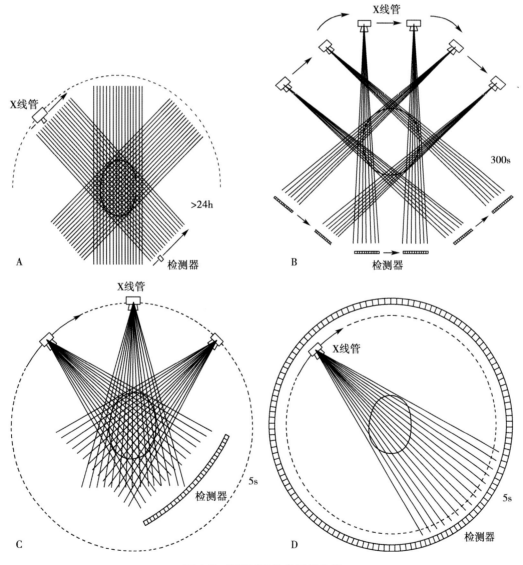

图 1-2　层面 CT 的发展与分代

表 1-1　层面采集 CT 设备的分代与设备特点

	采集方式	X 线束	检测器数目	设备特点
第一代	平移/旋转式	笔形束	单个	头颅专用机、扫描时间很长
第二代	平移/旋转式	小角度扇形束	多个、直线排列	扫描时间较长，检测器直线排列，需校正
第三代	旋转/旋转式	扇形束（30°~60°）	600~1000 个弧形分布	扫描时间短
第四代	固定/旋转式	扇形束	360°圆周分布	检测器数量多、成本高

　　1989 年，科学家们在旋转/旋转式扫描技术基础上，通过采用滑环技术和连续进床的理念，开发出螺旋 CT。滑环技术使球管和检测器沿一个方向旋转，在连续进床过程中，扫描轨迹呈螺旋状，因此称螺旋 CT（helical/spiral CT）。螺旋 CT 技术在 CT 发展史上是一个重要的里程碑，它极大地提高了扫描速度和临床应用范围，也奠定了 CT 发展的方向。螺旋 CT 扫描的关键技术是球管旋转的滑环技术。滑环技术出现前，由于连接球管的高压电缆线因易缠绕而不可能一直旋转，CT 扫描过程中球管每旋转一周，在等待检查床推进到下一个层面位置时，球管需要回复到原来位置，这样层面采集 CT 是以扫描一层、停顿数秒的间断方式进行。螺旋 CT 通过滑环技术，实现了球管连续旋转和检查床连续推进的扫描过程，连续一次检查的全部扫描，扫描时间明显缩短。同时采用的容积采集和重建技术，为以后的后处理技术的发展也打下了基础。

　　螺旋 CT 出现之后，检测器排数进入一个快速发展的时代，1998 年北美放射学年会上推出的 4 层螺旋 CT 宣告多层螺旋 CT 时代的到来。多层螺旋 CT 采用锥形 X 线束，通过在 Z 轴方向的多排检测器同时采集多个层面的 CT 图像，这样提高 Z 轴方向的采集效率，把螺旋 CT 设备的性能和功能提高到一个新的档次。随后，于 2001 年出现了 16 排螺旋 CT；2004 年出现了 64 排螺旋 CT，64 排螺旋 CT 的问世使冠脉 CT 检查能成为临床常规。

　　CT 进入到后 64 排时代之后的发展，虽然不同厂商给出了不同的设计方向，但技术发展主要体现在两个方面：一方面是更快的扫描速度，体现在时间分辨力的不断提升和覆盖范围的增宽；另一方面体现在密度分辨力的提高，主要是以能谱成像为代表的双能量技术，更充分地确定病灶的性质。其中 GE 和 TOSHIBA 公司采用 16cm 的宽体探测器设计，在追求扫描速度和大范围覆盖的同时，采用单管球不同电压切换方式进行能量成像；SIEMENS 公司采用双球管设计，不同电压的双管球进行能量成像，而采用大螺距方式来提高扫描速度和达到大范围覆盖；而 PHILIPS 公司则推出双层检测器设计，通过层叠排放的双层检测器来进行能量成像。

　　自 CT 出现距今的 40 多年中，CT 技术发展迅速，从最初的头部专用机到全身 CT 设备，从层面采集方式到螺旋 CT 和多层螺旋 CT；同时随着多层螺旋 CT 设备能力的进一步提高，它的临床应用也不断拓展，从最初的横断面为主的结构成像发展到不同显示方式的血管成像、心脏冠脉成像、多参数的灌注成像和能量成像；而对于增强检查，从单一部位或器官的检查，近两年由于设备扫描速度的提高，临床上越来越常见一次注射对比剂进行多个部位或者同一部位不同内容的检查，例如胸痛三联检查、全器官灌注和大范围血管成像，影像信息得到了极大的丰富，为病情全面评价提供更多信息和参考。

二、当代 CT 技术的进展与挑战

（一）机架旋转速度

CT 技术发展的一个最重要的指标是 CT 设备在单位时间内所能获得的信息量，它和两个因素有关：机架的旋转速度和每周所采集的层面数。最近一二十年，随着多层螺旋 CT 技术的进展，一方面我们看到 CT 设备的层数不断增加，而另一方面旋转速度也不断提高。单层 CT 时代，机架转速约 0.8~1s；1998 年出现的 4 层 CT 设备转速达到 0.5~0.8s；而后 16 层 CT 设备转速提高到 0.38~0.5s；64 层 CT 设备转速进一步提高到 0.33~0.42s；目前市售的 CT 设备可达 0.27s，而报道中最快旋转速度达到 0.2s。正是由于 CT 设备的层数和转速共同提高，使单位时间内采集的信息量呈指数级不断增长（图 1-3）。

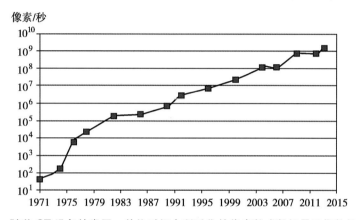

图 1-3　随着 CT 设备的发展，单位时间内所采集的像素数或数据量呈指数级别增长

同时也是由于 CT 设备的采集速度发展，才进一步拓展了它的临床应用，包括目前常见的冠脉 CTA，乃至本书介绍的各种联合检查项目。但是，扫描速度的提高也面临很多技术的难点与挑战。

1. 重力加速度　机架转速的提高必然导致高速旋转下离心力的加大，这对机器负荷及其安全性都带来了很大的挑战。扫描架在高速旋转所产生的机架离心力将超过 40~70g 重力加速度，这对机架的安全性提出了巨大的挑战。为解决这一问题，传统的工业设计思路是通过增加结构的宽度和厚度来提高整个机架的强度，但是结构的宽度和厚度的增加也会增加重力加速度。所以，仅仅依靠传统的工业设计方法，无法克服高转速下重力加速度的问题。新的 CT 设备在材质上进行了革新，通过采用特殊材料来提高机架强度，并且在铸造中增加额外复杂的设计，进一步提高强度，保证高速旋转下的安全性。

2. 振动管理　机架高速旋转往往伴随着机械振动的存在，如果这一问题不能很好地解决，可能会导致关键成像组件（如 X 射线球管和检测器）不会在完美地平面上旋转。即使振动的振幅与纸片的厚度相近，也可能会导致图像质量的下降。为解决这一问题，需要对旋转机架进行特殊设计，将最大的两个部件——球管和检测器进行精确的配重，减小主轴承的负荷，确保部件在高速旋转下不会出现偏转和振动。

3. 新型滑环设计　滑环（slip ring）是 CT 发展史上的一个里程碑，传统的滑环通过碳刷/银刷和黄铜环的接触，将机架"定子"上的电力传输至"转子"，并驱动后者旋转，再将"转子"采集的数据传送回"定子"。但是，该结构由于存在着碳刷/银刷和黄铜环的物理接触，在长期使用的情况下，尤其是高速旋转时，会受到明显的磨损。对滑环技术的再一次革新，采用了无碳刷、非接触式设计，提高可靠性，并延长了系统正常运行的时间。

此外，机架转速的提高还会导致噪声的增加，对患者的舒适性也带来了挑战。为了解决这些问题，对机架进行全新设计，以支持更快的机架速度，在克服重力加速度、振动管理问题、减小噪声和降低设备维护成本方面表现优异。

（二）不同的管球与检测器设计

多层螺旋CT后，通过采集层面数和旋转速度来提高单位时间内采集信息量的同时，技术的发展还体现在对于扫描和检测方式的开发与革新，以提高检测速度和效率。在这方面不同厂商给出了不同的设计方向：其中GE和TOSHIBA公司采用16cm的宽体探测器设计，提高Z轴方向的检查效率，有效提高扫描速度和完成大范围覆盖；而SIEMENS公司采用双球管设计，PHILIPS公司则推出层叠排放的双层检测器设计，两者设计更侧重提高层面内的检测效率，并且不同电压的双管球和双层检测器设计更有利于进行能量成像。

1. 宽体检测器设计　宽体检测器设计是最直接提高Z轴方向检测效率的方式，一次旋转可完成更大的扫描范围。它的主要优势是可以进行大范围的容积成像，获得同一时刻的强化特征；此外，还以轴扫方式完成临床大部分器官的成像，去除螺旋伪影的影响。目前，16cm设计可以覆盖大部分脏器（例如心脏、大脑、腹部单器官），带来很多临床收益，例如完成单心动周期内的心脏成像、全心灌注、全脑灌注、腹部单器官灌注、更快速的胸痛三联成像。

但是，宽体检测器系统本身也面临物理成像原理方面的重大挑战。宽体检测器设计需一个更大的锥形X线束角度（图1-4），这约为常规检测器的4倍，这种大锥角的X线会带来一系列挑战。

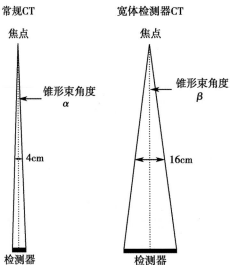

图1-4　常规CT与宽体检测器CT的锥形束角度比较

（1）散射线增加：随着 X 线宽度的增加，会有更多的散射光子到达检测器，从而产生更多的噪声。评价散射线的指标是散射率（scatter primary ratio，SPR），它是指散射线与原射线的百分比。散射线比率与 Z 轴 X 线束的宽度基本呈线性正相关（图 1-5）。除此以外，SPR 还与组织厚度呈正相关，这样在肩膀和骨盆等高衰减部位，宽体检测器的散射线问题就更为明显，甚至会在图像中造成明显的伪影。

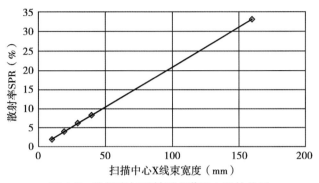

图 1-5　散射率与 Z 轴覆盖范围之间的关系

有两种方法可以解决散射线问题：通过硬件技术进行散射线的阻挡；通过软件方法进行散射校正。常用的硬件方法包括使用防散射的滤线栅（也称后准直器）。64 排 CT 的 X线锥形束夹角 α 较小（见图 1-4），采用"一维后准直器"与相对简单的散射校正算法相结合，可以充分抑制散射线，将散射线比率控制在 10%。宽体 16cm 检测器的锥形 X 线束夹角 β 较大（见图 1-4），常规的"一维后准直器"只能将散射率（SPR）控制在 30% 左右。3D 蜂巢准直器是在 X/Y 轴方向上加了一组滤线栅，用来阻挡 Z 轴方向的散射线，保证 X 线垂直进入每个检测器单元，散射率明显降低。

（2）足跟效应：足跟效应（heel effect）是指远离球管阴极端出射的 X 线，相较于近球管阴极端出射的 X 线的逃逸距离长，X 线硬化更明显，平均能量也更高（图 1-6）。足跟效应在 64 排 CT 上不显著。但随着 16cm 宽体检测器的 X 线锥角增加，足跟效应显著增加，并引起 X 线频谱发生较大变化，导致整个 Z 轴覆盖范围的 CT 值发生显著偏移。

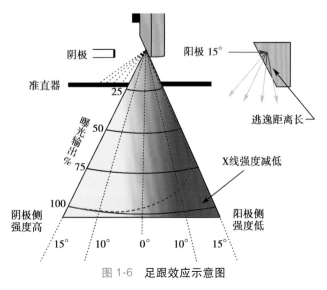

图 1-6　足跟效应示意图

（3）Z 轴信号盲区：在轴位扫描中，由于宽体 CT 锥形束 X 线的发散角更大，边缘的某些体素在某些扫描角度中不能被锥形束 X 线束覆盖，检测器也无法获得相应的投影数据，这种现象就被称为 Z 轴信号盲区（图 1-7）。

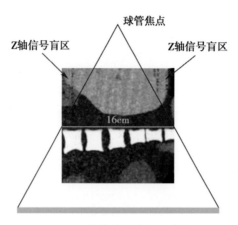

图 1-7　Z 轴信号盲区示意图

此外，由于锥形 X 线束发散角更大，数据采集中锥形束伪影也更加明显。这些是宽体检测器 CT 所面临的巨大挑战。

为了解决锥形束伪影等现象，新的 16cm 检测器采用了等焦点设计，使每一个检测器单元都和入射的 X 线方向垂直（图 1-8），这从硬件设计的角度在最大限度地解决了锥形束现象，并且通过新的重建算法来解决足跟效应所致 X 线谱衰减不均匀所致的伪影，消除宽体检测器边缘图像中的锥形束伪影。

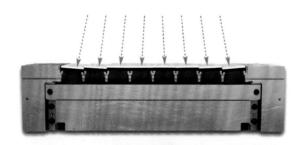

图 1-8　宽体检测器的等焦点设计

2. 双管球与双层检测器设计　除宽体检测器设计外，SIEMENS 公司采用双球管设计，PHILIPS 公司则推出层叠排放的双层检测器设计，两者设计更侧重提高层面内的检测效率，并且不同电压的双管球和双层检测器设计更有利于进行能量成像。

双管球 CT 能够提高层面内的采集速度与效率，只需选择一个小的角度即可完成整个层面的信息采集（图 1-9），但是需要注意的是由于设计原因，两个管球的视野大小并不相同，第二套检测器的视野要小一些；此外，双管球设计可以造成散射线增加、投影方向不一致所致的运动方向敏感性不同，这些也给图像带来一系列伪影和挑战。而双层检测器方式（图 1-10），通过层叠排列的两次检测器，上层接受低能量 X 线信息，下层接受高能量的 X 线信息，它的最大优势是上下两层检测器的不同能量信息具有最佳的空间和时间一致性，能量成像有优势，但是对于采集速度的提高作用不大。当需要更高的扫描速度时，双管球与双层检测器设备多采用大螺距方式进行，这样会有部分数据丢失。

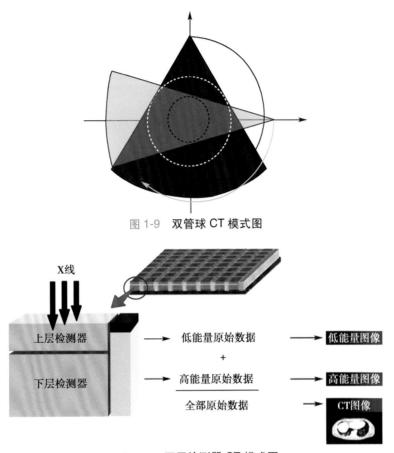

图 1-9　双管球 CT 模式图

图 1-10　双层检测器 CT 模式图

（三）能量成像

CT 是通过测量物体对于 X 线的吸收来进行成像，而这种吸收是通过光电效应和康普顿散射两种物理过程来完成的。由于这种物理过程的存在，人们会观察到一些有趣的现象。首先，物质对 X 线吸收是随 X 线的能量而变化，这是因为光电效应和康普顿散射随 X 线能量变化；而且对于不同的物质，这种随能量变化的程度也不一样的。其次，任何物质都有对应的吸收曲线，它随能量的变化具有特征性。当人们对同一物体用两种不同能量的 X 线进行成像时，就可能确定一个吸收曲线，从而找出和这个吸收曲线所对应的物质。

而在实际临床工作中，组织成分很少由单纯的物质组成，能量成像中多采用水和碘作为基物质对进行处理分析（图 1-11）。而对于一些特定的临床应用，也可以选择其他物质对作为基物质，可以更直观、精确地定量反映未知物的组织成分，实现多物质成分分析。

通过不同 kV 条件下的吸收特征的衰减信息，能量成像可以有不同的临床应用，例如：虚拟平扫，可以去除增强后图像中碘所致的衰减信息，而无须平扫检查；单能量 CT 图像，更精确地进行组织性质判断，能在特定增量段增大组织间的差别，显示轻微的强化，去除

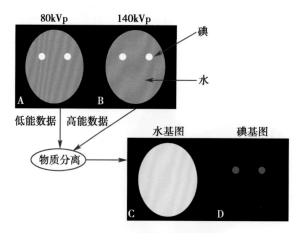

图 1-11　基物质图的分解

A、B. 80kV 和 140kV 的图像；C、D. 相应的水密度
和碘密度图。常规能量成像中水和碘是最常用的组合

颅底或金属伪影。基物质图像根据不同的临床情况，也有不同的临床应用：水基图像可用于不同囊性病灶的成分分析；碘基图可以更好地反映增强后组织强化的程度；碘/钙基图像可用以区分高密度物质是来自于对比剂还是钙化；尿酸/钙基图像可用以泌尿系结石的成分分析，早期发现痛风结石的异常沉积。对于血管成像，既可以采用不同的能量减影进行血管成像，方便地去除骨质结构，也可以通过能量技术进行斑块和栓塞的成分分析；对于肿瘤成像，能量技术既可以进行肿瘤的成分分析，也可以进行淋巴结和转移灶的鉴别，从而进行更准确的分期判断。

CT 能量技术使得 CT 从单一的结构性密度观察，深入到微观水平的物质成分的定性识别和定量分析，拓宽了 CT 临床应用的范围，也为疾病的判断提供了有价值的手段。

（四）迭代重建技术

CT 图像重建算法主要包括解析法和迭代法。解析法以卷积反投影（filtered back projection，FBP）算法最为常用，该算法的优势重建速度快，成像质量较好，但是，它忽略了噪声的影响，图像容易产生伪影，并且不能处理采样不足的扫描。迭代重建（iterative reconstruction，IR）算法，又称"逐步近似法"，它的基本原理是：首先对断层图像进行初步估计，在此基础上估算每个投影方向上检测器所获得的数据，即理论投影值，再将理论投影值与检测器实际采集的投影值进行比较，并返回更新和修正原始的估计数据；不断重复此过程，直至下一次迭代结果与实际测量值间小于允许的误差范围（图 1-12）。

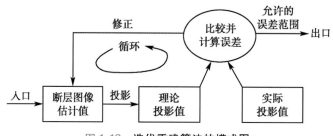

图 1-12　迭代重建算法的模式图

迭代重建算法适用于不同方式的采样数据，对不完全的数据也可进行图像重建，但是由于计算量大、重建速度慢，它的计算量是卷积反投影法的 100~1000 倍，从而影响了迭代算法的临床应用。近年来，随着计算机速度的提高，迭代重建的应用逐渐增多，它的主要优势体现在对噪声进行较强的抑制，从而使辐射剂量明显降低，已成为当前 CT 降低辐射剂量的重要方法（图 1-13）。

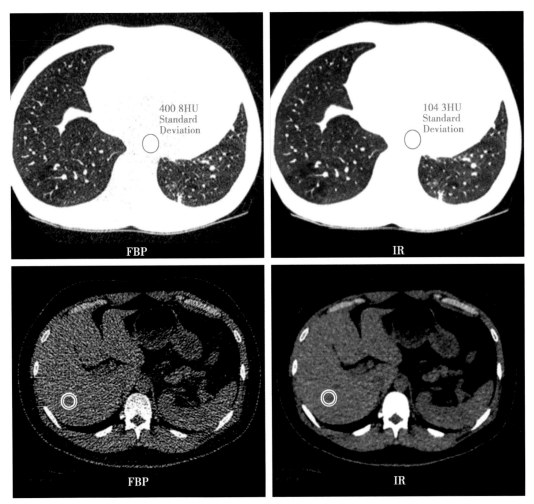

图 1-13　卷积反投影与迭代重建算法的比较

FBP：卷积反投影；IR：迭代重建。IR 算法可明显减少胸部和腹部低剂量扫描中的条状伪影和图像噪声

此外，迭代重建算法本身也有进一步的算法改进与发展，算法模型中考虑更多的影响因素，建立了物理模型和系统光学模型，对体素、X 射线光子初始位置和检测器几何因素等因素进行建模，真实地还原了 X 射线从投射到采集的全过程。

（五）智能辅助与剂量控制

随着设备和计算机及智能技术的发展，扫描过程中检查方案和参数的自动化选择与智能辅助控制也不断发展，例如：自动 mA 或智能 mA 技术，可以在个性化人体或器官中得以应用，通过管电流的调节来控制不同人群图像质量的一致性，并实现群体间的剂量优化。此时的图像质量更多的是考虑噪声因素，而图像质量还有一个非常重要的指标——对比度，对比度可以说和 kV 是密切相关的。kV 与辐射剂量约成 2.5 次方的关系，因此降低 kV 可以比降低管电流，对于辐射剂量的影响更为明显。智能管电压选择技术可以依据患者体型大小和临床检查任务类别，自动选择最佳的 kV 水平，并自动对管电流、重建窗宽窗位等因素进行调整。通过智能辅助技术能在保证图像质量的基础上，个性化地降低检查的辐射剂量。智能控制的过程与原理大致如下：

1. 根据定位像获得患者扫描部位的解剖结构特征　对于个性化扫描参数的设定和提高特定部位的图像质量，都需要确切了解检查部位的解剖结构特点，包括形状、大小和密度等信息，通过定位像中器官的 X 线吸收衰减规律获得相应信息是最为可行的技术。这种利用定位像来获取检查部位解剖信息，从而优化扫描参数的方法，可以在常规、能谱和冠脉扫描中发挥重要的作用。

2. 基于图像质量需求的剂量决策系统　CT 扫描参数设定应该在获取足够满足诊断的图像质量前提下尽可能使用低的射线剂量。更好的图像质量意味着优异图像的同时会增加患者的额外剂量损伤，而过低的图像质量则可能会导致误诊，甚至是检查失败。因此，如何确定合适的图像质量成为问题的关键。使用自动 mA 或智能 mA 技术时，因为 mA 和图像的噪声有关，所以图像质量更多依靠噪声来评估，而图像中噪声水平可以通过噪声指数的设定来实现。kV 智能决策时，则会对图像中的噪声和对比度都会产生影响。低 kV 会改善图像的对比度，尤其是增强检查，低 kV 扫描会使得碘灌注区的亮度更高。通过智能辅助扫描参数控制，无论是固定 mA 还是固定噪声指数模式下，都能更好地实现剂量的优化，得到图像质量和剂量间的合理平衡。

参考文献

1. Hsieh J. Computed tomography：principles，design，artifacts，and recent advances. 2nd edition. Bellingham：SPIE，2003.

2. Wintersperger BJ，Nikolaou K，von Ziegler F，et al. Image quality，motion artifacts，and reconstruction timing of 64-slice coronary computed tomography angiography with 0. 33-second rotation speed. Invest Radiol，2006，41（5）：436-442.

3. Mori S，Endo M，Nishizawa K，et al. Prototype heel effect compensation filter for cone-beam CT. Phys Med Biol，2005，50（22）：N359-370.

4. Achenbach S，Ropers D，Holle J，et al. In-plane coronary arterial motion velocity：measurement with electron-beam CT. Radiology，2000，216（2）：457-463.

5. Lu B，Mao SS，Zhuang N，et al. Coronary artery motion during the cardiac cycle and optimal ECG triggering for coronary artery imaging. Invest Radiol，2001，36（5）：250-256.

6. Husmann L，Leschka S，Desbiolles L，et al. Coronary artery motion and cardiac phases：dependency on heart rate -- implications for CT image reconstruction. Radiology，2007，245（2）：567-576.

7. Leipsic J，Labounty TM，Hague CJ，et al. Effect of a novelvendor-specific motion-correction algorithm on image quality anddiagnostic accuracy in persons undergoing coronary CT angiography without rate-control medications. J Cardiovasc Comput Tomogr，2012，6（3）：164-171.

8. 陈克敏. 能谱 CT 的基本原理和临床应用. 北京：科学出版社，2012.

9. Brenner DJ，Hall EJ. Computed tomography--an increasing source of radiation exposure. N Eng J Med，2007，

357（22）：2277-2284.

10. Mettler FA Jr，Bhargavan M，Faulkner K，et al. Radiologic and nuclear medicine studies in the United States and worldwide：frequency，radiation dose，and comparison with other radiation sources--1950-2007. Radiology，2009，253（2）：520-531.

11. Hricak H，Brenner DJ，Adelstein SJ，et al. Managing radiation use in medical imaging：a multifaceted challenge. Radiology，2011，258（3）：889-905.

12. Goo HW. CT radiation dose optimization and estimation：an update for radiologists. Korean J Radiol，2012，13（1）：1-11.

13. 曲岷. 适应性统计迭代重建技术在低剂量CT扫描中的应用进展. 实用医学影像杂志，2014，15（6）：450-452.

14. McCollough CH，Primak AN，Braun N，et al. Strategies for reducing radiation dose in CT. Radiol Clin North Am，2009，47（1）：27-40.

15. Campbell J，Kalra MK，Rizzo S，et al. Scanning beyond anatomic limits of the thorax in chest CT：findings，radiation dose，and automatic tube current modulation. AJR Am J Roentgenol，2005，185（6）：1525-1530.

（尹建忠　沈　文）

第 2 章

Chapter 2

冠脉与其他部位 CT 血管成像联合检查

　　一站式或联合检查，是指在一次注射对比剂的时间内完成两个以上部位或不同项目内容的检查，包括相同或不同部位的动脉成像、静脉成像、增强检查或灌注检查。

　　本章主要涉及不同部位的动脉血管成像，其中冠脉成像是联合检查中的一个主要内容，常常是冠脉检查联合其他部位的动脉血管成像，临床常见检查包括冠脉与头颈部动脉、冠脉与腹部/盆腔血管、冠脉与下肢动脉、冠脉与主动脉［如经导管主动脉瓣植入术（transcatheter aortic valve implantation，TAVI）、冠状动脉搭桥］、冠脉与主动脉和肺动脉（胸痛三联检查），甚至是冠脉与全身动脉血管的联合检查等。合理的联合检查设置，可以方便地完成多项检查任务，缩短扫描时间、减少对比剂用量、降低辐射剂量。如何合理地进行冠脉与其他部位血管成像的检查方案设置，是本章讨论的主要内容。

　　近年来，冠状动脉 CTA 逐渐发展成为中、低风险冠心病患者的首选影像学检查手段。由于心脏不间断地自主收缩和舒张运动，且冠状动脉管腔相对细小、分支繁多，因此它是 CT 在人体中最难成像的器官。心脏 CT 成像要求设备具有三个要素：快的时间分辨力、高的空间分辨力以及良好的组织（密度）分辨力。时间分辨力不足会导致 CT 冠状动脉成像对心率快和心律不齐的患者检查质量下降，产生冠状动脉伪影、错层伪影，甚至导致检查失败。为了保证检查成功率，往往需要对受检者的心率和心律进行严格筛选，必要时受检者需要服用降低心率的药物。空间分辨力不足会导致冠脉的末梢细小显示不佳，1.5mm 以下的血管显示不清，2.0mm 以下血管狭窄的诊断不够准确。而密度分辨力不足将会影响对斑块的分析，特别是无法区分非钙化性斑块中纤维组织和脂质、血栓、出血等。心脏的节律搏动，可使多个心动周期的收缩期与舒张期时相保持相对恒定，不同时相的运动幅度也保持相对恒定。但在实际临床工作中，心律不可能绝对整齐，心律不齐时会严重干扰 CT 对于同步记录心电图的自动解读，造成各个心电周期中重建时相位置变异严重，临床上心率过快、心律不齐患者较多，他们是进行冠状动脉 CTA 患者中的一大部分，实际临床工作中面临多种挑战。

　　多层 CT 的不断发展，新技术不断涌现，使得冠状动脉 CTA 日趋简单易行。双能量 CT 进行冠状动脉 CTA 可以使用较少的对比剂，并对斑块成分进行分析；高分辨率 CT 可以提高空间分辨力，利用冠状动脉细小分支及支架内狭窄与否进行评估诊断；双源 CT 可以提高时间分辨力，减少冠状动脉运动伪影；宽体检测器 CT 使得冠状动脉检查更为简单，16cm 检测器可达到整个心脏的完全覆盖，加之管球的快速旋转及冠状动脉运动冻结技术的应用即可实现在任意心率下的单心动周期进行冠状动脉 CTA 成像。同时患者无须服用降低心率药物，可不用屏气，减少了扫描前准备时间，使得冠状动脉 CTA 扫描更加便捷化，扩展了冠状动脉 CTA 的适应证。

》 一、冠脉与头颈部 CTA 联合检查

　　冠状动脉和头颈部动脉都是动脉硬化的常见受累部位，二者有着共同的发病基础和机制。在进行冠状动脉 CTA 的同时，头颈血管 CTA 检查也已经成为临床常规，可显示脑内及颈部正常及异常血管形态，评价血管阻塞位置、肿瘤与血管关系等。宽体检测器结合快速扫描，可以在一次注射对比剂的较窄时间窗内完成冠状动脉及头颈部动脉 CTA 的全部

检查过程，一方面宽体检测器 CT 有能力进行连续容积扫描，大大减少扫描时间，从而有机会捕捉到对比剂峰值时间，对增强的任意时相进行减影，血管边缘更为锐利；另一方面还可采用低 kV 成像技术，减少对比剂用量。联合检查常需要进行不同检查方式的切换，包括轴扫与螺旋、心电门控与非心电门控，这也需要 CT 设备能够在不同检查方式间进行迅速的切换，才能在一次注射对比剂的时间内完成心脑血管联合扫描检查。在临床实际工作中，诸如动脉粥样硬化等很多全身性疾病，都存在冠状动脉和头颈血管同时受累的情况，因此联合扫描有很好的应用前景。心脑联合检查解决方案有效地解决了以往需要两次单独检查时重复注射对比剂的弊端。

在进行冠状动脉与头颈部动脉 CTA 的联合检查时，首先确定各自的扫描范围和触发扫描的监测层面：头颈部 CTA 的扫描范围主动脉弓至颅顶，冠状动脉 CTA 检查范围从隆突下至心脏膈面水平，触发层面选取气管隆突下水平升主动脉或降主动脉。推荐首先采用螺旋扫描方式进行一次头颈部的平扫 CT，扫描范围为颅顶至主动脉弓水平，作为蒙片。然后进行冠状动脉 CTA 检查，方法与常规冠状动脉一致，采用心电门控技术，自动触发启动扫描，感兴趣区放置在气管隆突下水平降主动脉，阈值为 60HU。需注意，达到触发阈值后，常还需要 8s 左右的延迟时间才开始冠状动脉扫描，此时间用于提示患者吸气后屏气，同时能够使对比剂充分充盈冠状动脉各支。冠状动脉 CTA 扫描采用单心跳轴扫方式，需要注意的是，要尽可能缩短冠状动脉 CTA 扫描时间以及冠状动脉 CTA 与头颈部动脉 CTA 两次扫描的间隔时间，以保证在一次对比剂注射后完成全部扫描。冠状动脉 CTA 扫描结束后，立即进行头颈部动脉 CTA 检查。头颈部动脉 CTA 采用螺旋扫描模式，扫描范围自动与平扫相匹配。对比剂浓度用量 60~70ml，然后注射生理盐水 30~40ml，注射速率均为 4.5~5ml/s。两个部位检查完成后，在工作站进行图像的三维立体重组，采用多平面重建、曲面重建、容积再现等方式进行冠状动脉与头颈部动脉的血管分析。

若患者先前曾接受血管内介入治疗，放置了高密度内置物，如弹簧圈、支架等，在复查评估病情时，可采用金属伪影抑制技术降低植入物周围的线束硬化性伪影，提高血管与周围组织的对比，有利于准确地评价治疗效果，评估再发动脉瘤、再狭窄和血管破裂等并发症。

》 二、冠脉与主动脉 CTA 联合检查

对于主动脉疾病，如主动脉瘤、主动脉夹层或壁间血肿，具有发病突然、进展迅速、病死率高的特点，有时临床症状很难和急性冠心病区分。因此，对于急性胸痛患者，临床怀疑冠状动脉或主动脉病变时，常需要进行冠状动脉与主动脉 CTA 的联合检查。

冠状动脉与主动脉 CTA 联合检查时，扫描范围大，因为需要观察包括冠状动脉在内的自主动脉弓至髂血管分叉在内的主动脉情况。由于心脏冠脉扫描可以采用大范围的单心跳轴扫方式，极大地降低了冠状动脉的扫描时间，这就给在一次对比剂注射后，首先进行冠脉 CTA，再行主动脉 CTA 扫描创造了时间上的可能性。冠脉 CTA 采用心电门控技术，阈值触发方式启动扫描，触发层面选取气管隆突下层面，感兴趣区设定在升主动脉或降主动脉，触发阈值 100~120HU，手动或自动触发启动扫描。冠脉扫描前亦设置约 8s 的延迟

时间，以提示患者吸气后屏气，并且可使对比剂充分充盈冠脉的各支血管。冠脉扫描模式为单心跳轴扫，检测器宽度 120~160mm（依据心脏的大小而定，范围由主动脉弓起始至心脏膈面水平）。同时注意，尽可能缩短冠脉与主动脉两次扫描间的间隔时间。冠脉 CTA 扫描结束后，迅速进行主动脉 CTA 检查。主动脉 CTA 扫描采用螺旋方式，扫描范围自主动脉弓至耻骨联合水平，扫描方向为头侧至足侧。对比剂浓度为用量 70~80ml，注射速度 4.5~5ml/s。联合检查完成后，在工作站对图像分别作三维重组，采用多方位重组、容积再现等方式进行冠状动脉与主动脉的血管分析。

宽体检测器 CT 覆盖范围广，扫描速度快，结合心电门控技术进行胸腹主动脉 CTA，可以在一个心动周期的收缩期和舒张期各进行一次图像采集并重建图像，可以用于如主动脉夹层真腔在不同期相的情况予以评估。除此以外，主动脉瓣膜病变近年来也有增多趋势，经导管主动脉瓣植入术（transcatheter aortic valve implantation，TAVI）是无法耐受外科手术者的首选治疗方法，美国心血管 CT 学会（Society of Cardiovascular Computed Tomography，SCCT）建议在行 TAVI 前先行心脏 CT 检查，平扫图像可发现瓣膜钙化、左房新鲜血栓、瓣膜及心房壁钙化，增强图像可以显示主动脉形态、瓣膜厚度与活动度，并可测定心脏功能，评估 TAVI 术前主动脉根部解剖及入路选择，尤其是在三维结构上有独到优势，从而有效地减少 TAVI 的并发症，此外还可用于人工瓣植入术后复查。宽体检测器 CT 由于时间分辨力的提高，回顾性检查可测量、评估心功能，能动态显示人工心脏瓣膜的开、闭及其功能状况。

对于冠状动脉搭桥术后患者的复查，宽体检测器 CT 的大范围冠状动脉 CTA 检查，保证了扫描野内桥血管全程包括两端吻合口的强化程度基本一致，能清晰、直观和整体地显示桥血管及其连接关系、桥血管管腔是否存在狭窄。

对于可疑或确诊冠心病的肝脏移植患者来说，术前需要进行冠状动脉 CTA 和腹部增强检查，一次注射对比剂后完成冠状动脉和肝脏三期检查这类多器官一站式的成像模式，除了能让检查变得便捷外，还可以有效降低对比剂用量。

》 三、冠脉与下肢/全身血管 CTA 联合检查 ▶

由于动脉粥样硬化是全身性疾病，冠状动脉粥样硬化的患者往往存在其他部位的动脉硬化。因此，临床上可能需要评估更多血管的狭窄情况，即在进行冠状动脉 CTA 的同时，进行头颈部动脉或腹部动脉、髂动脉、双下肢动脉的 CTA，这就需要我们在一次注射对比剂后，完成冠状动脉和全身大血管的 CTA。在以往的 CT 检查中，由于不同扫描方式的切换需要较长时间，如使用心电门控则很难完成检查；如不使用心电门控，则难以确保冠脉检查的成功。迅速进行轴扫与螺旋、门控与非门控检查方式的切换，才能在一次注射对比剂的时间内完成包括冠脉 CTA、头颈 CTA、胸腹部 CTA 及下肢动脉 CTA 的全身动脉检查，同时进行合理的检查方案设置，结合迭代技术，可以保证患者所接受的辐射剂量并不会明显增加。

在进行冠状动脉与下肢/全身血管 CTA 联合检查时，注射对比剂后，先行冠状动脉 CTA 扫描，再行头颈部动脉 CTA、主动脉 CTA 和双下肢 CTA 扫描。采用阈值触发启动扫描，选取气管隆突下层面，感兴趣区设定在升主动脉或降主动脉，阈值为 120HU。

冠状动脉 CTA 检查采用心电门控技术，扫描模式为单心跳轴扫，冠状动脉 CTA 扫描完成后，迅速将床移至头部或相应扫描部位。全身动脉 CTA 采用螺旋扫描方式，扫描方向为头侧至足侧，扫描范围自颅顶至足底水平。全身扫描时，先从头顶扫描至膝关节，扫描时间为 4s 左右；然后延迟 15s，待双下肢动脉对比剂充分充盈后，再进行膝关节至足尖的扫描，扫描时间约 2.6s。对比剂总用量为 100ml，先注射 60ml，注射速度为 4.5~5ml/s；再注射 40ml，注射速度为 3ml/s。采集完成后在工作站进行三维重组，通过多方位重组、容积再现技术进行冠状动脉和全身血管分析，为影像和临床诊断提供依据。

四、胸痛的冠脉、肺动脉、主动脉三联检查

急性胸痛病因复杂，起病急，发病快，症状缺乏特异性，病情进展迅速，患者病死率高。较早和迅速地确定诱发原因，及时对症处理救治，对于临床医师和患者有着至关重要的意义。急诊胸痛患者需要进行心电图、CT 扫描、超声和 ECT 等检查来逐个排除肺动脉栓塞、急性冠心病和主动脉瘤或夹层等高致死率急诊病变，病变进展快而诊断过程相对烦琐，容易延误患者抢救。

在极短时间内，一次注射对比剂后，完成肺动脉、冠状动脉和主动脉的 CTA 检查为早期确诊胸痛病因提供较便捷、准确的手段。肺动脉 CTA 可直接显示主肺动脉至亚段动脉的管腔内情况，准确地确定肺动脉栓塞位置及范围，清楚显示肺动脉腔内血栓的部位、形态、范围、血栓与管壁关系及管腔内壁受损情况。冠状动脉 CTA 可以评估冠状动脉的动脉粥样硬化程度，显示左冠状动脉主干、左前降支、左回旋支、右冠状动脉以及主要分支血管（直径>2mm）的起源、走行、形态及管腔狭窄程度等。主动脉 CTA 可清楚显示主动脉情况，发现主动脉瘤及其破裂征象；主动脉夹层，并显示夹层破口、累及范围，以及真、假腔情况，结合动态分析方法评价真腔面积在不同期相时的变化特征，为主动脉夹层的临床治疗方案选择和远期评估提供参考指标。

胸痛三联检查要求一次注射对比剂后进行冠状动脉、肺动脉和主动脉的 CTA，检查部位多，扫描范围大。由于肺动脉、冠状动脉和主动脉增强的峰值时间存在一些差异，不同部位 CT 检查切换需要时间，很难获得理论上三者分别都处于最大峰值的理想图像，而只能进行折中成像。

由于涉及三组不同脏器血管，扫描方案的设置可以根据患者的临床情况不同而有所侧重，我们推荐不同的扫描方案来进行胸痛三联检查，例如：对于主要怀疑冠心病或者胸主动脉病变时，侧重于冠状动脉和胸主动脉的检查，可以采用一次大范围轴扫的检查方案；对于主要怀疑肺动脉栓塞时，则侧重肺动脉的检查，可以先进行肺动脉螺旋扫描，再进行冠状动脉和主动脉的大范围横断层面扫描的扫描方案。

1. **方案一（单次扫描，侧重心脏和胸主动脉的检查）**　采用一次大范围轴扫无缝拼接，完成全部冠状动脉、肺动脉和胸主动脉 CTA 的检查。扫描范围自胸廓入口至心尖水平，根据实际定位范围，可以选择固定的 2 次 160mm 的轴扫拼接或 2 次不同宽度的轴扫拼接，同时要保证其中一次轴扫覆盖全部冠状动脉。采用心电门控技术，以进行冠状动脉血管的图像采集。采用阈值触发方式启动扫描，触发层面选取气管隆突下层面，感兴趣区

设定在升主动脉或降主动脉，阈值80HU。扫描方向头侧至足侧，扫描层厚0.625mm。对比剂首先采用以 4.5~5ml/s 的速率注射 55ml，然后再以 2.5~3.0ml/s 的速率注射 35~40ml，随后亦可用相同速度的适当盐水（40ml）冲管。扫描完成后，在工作站分别重建不同的视野和范围，显示冠状动脉、主动脉和肺动脉的情况。

此方案的优势是简单迅速，可在几秒内完成，扫描流程与冠状动脉 CTA 一致，患者屏气时间短，一次注射对比剂，一次曝光完成三个兴趣部分的检查，适合快速筛查常见的急诊胸痛病变。

2. 方案二（两次扫描，侧重肺动脉）　首先进行肺动脉 CTA 扫描，采用螺旋扫描方式，范围从肺尖到横膈下，而后采用大范围轴扫方式进行冠状动脉和主动脉的扫描，范围为主动脉弓至心脏膈面。采用阈值触发方式启动扫描，触发层面选取气管隆突下层面，感兴趣区设定在主肺动脉，触发阈值80HU。扫描方向头侧至足侧，在肺动脉扫描完成后以最短的时间进行冠脉和胸主动脉的扫描。对比剂用量 55~60ml，生理盐水 30~40ml 冲管，注射速率 4.5~5ml/s。扫描完成后，第一期图像进行肺动脉的处理与显示，第二期图像分别重建不同视野和范围，进行冠状动脉和主动脉的处理与显示。

除此以外，对于怀疑大范围主动脉病变的患者也可以进行两次或三次扫描，两次扫描也可首先进行轴扫的冠脉检查，而后进行包括胸腹甚至盆腔的大范围螺旋扫描。本章病例采用对设备要求最高的三次扫描方案，首先完成肺动脉 CTA 检查，然后进行冠脉 CTA，最后进行主动脉 CTA 检查，具体方案设置详见本章节后面病例。从中可以看出，随着宽体检测器 CT 技术的发展，扫描速度的迅速提高，给了我们更大的自由度，根据患者的临床情况和需要，选择更加适合和个性化的检查方案。

参考文献

1. Suh YJ，Kim YJ，Hong SR，et al. Combined use of automatic tube potential selection with tube current modulation and iterative reconstruction technique in coronary CT angiography. Radiology，2013，269（3）：722-729.

2. 吕滨，蒋世良. 心血管病 CT 诊断. 北京：人民军医出版社，2012.

3. Machida H，Tanaka I，Fukui R，et al. Current and novel imaging tech-niques in coronary CT. Radiographics，2015，35（4）：991-1010.

4. Chao SP，Law WY，Kuo CJ，et al. The diagnostic accuracy of 256-row computed tomographic angiography compared with invasive coronary angiography in patients with suspected coronary artery disease. Eur Heart J，2010，31（15）：1916-1923.

5. Debette S，Compter A，Labeyrie MA，et al. Epidemiology，pathophysiology，diagnosis and management of intracranial artery dissection. Lancet Neurol. 2015，14（6）：640-654.

6. Sheikh HU. Headache in intracranial and cervical artery dissections. Curr Pain Headache Rep，2016，20（2）：8.

7. Lee K，Hur J，Hong SR，et al. Predictors of recurrent stroke in patients with ischemic stroke：comparison study between transesophageal echocardiography and cardiac CT. Radiology，2015，276（2）：381-389.

8. Schievink WI，Roiter V. Epidemiology of cervical artery dissection. Front Neurol Neurosci，2005，20：12-15.

9. Yoo SM，Lee HY，White CS，et al. MDCT evaluation of acute aortic syndrome. Radiol Clin North Am，

2010，48（1）：67-83.

10. Takakuwa KM，Halpern EJ. Evaluation of a "triple rule-out" coronary CT angiography protocol：use of 64-section CT in low-to-moderate risk emergency department patients suspected of having acute coronary syndrome. Radiology，2008，248（2）：438-446.

11. Chow BJ，Wells GA，Li C，et al. Prognostic value of 64-slice cardiac computed tomography. J Am Coll Cardiol，2010，55（10）：1017-1028.

12. West AM，Beller GA. 256- and 320-row coronary CTA：is more better? Eur Heart J，2010，31（15）：1823-1825.

13. Hausleiter J，Meyer T，Hermann F，et al. Estimated radiation dose associated with cardiac CT angiography. JAMA，2009，301（5）：500-507.

14. Sandfort V，Lima JA，Bluemke DA. Noninvasive imaging of therosclerotic plaque progression status of coronary computed tomography angiography. Circ Cardiovasc Imaging，2015，8（7）：e003316.

病例2-1　冠状动脉搭桥术后：大范围冠状动脉 CTA

【临床病史】

男，62 岁，BMI：23.7，主因胆囊息肉急需手术入院。

冠脉搭桥术后 2 年；因工伤行右足前部切除术后 30 余年；脂肪肝病史 22 年；糖尿病史 22 年。

【专科查体】

腹部平坦，全腹无明显压痛、反跳痛及肌紧张，肝肋下未触及，脾脏肋下未触及，肝区及双肾区无叩击痛。

【临床诊断】

胆囊息肉；脂肪肝；糖尿病；冠脉搭桥术后。

【实验室检查】

检查项目	数值（正常范围）
葡萄糖	8.65mmol/L（3.9~6.1）
白细胞	$6.01×10^9$/L（3.5~9.5）
红细胞	$4.53×10^{12}$/L（4.3~5.8）
血小板	$190×10^9$/L（125~350）
凝血酶原时间	11.3s（8.8~13.8）
D-二聚体	475.11μg/L（0~500）

【扫描方案】

对比剂	名称：碘帕醇	浓度：370mgI/ml	注射速度：5ml/s	剂量：60ml
冠脉 CTA	延迟方式：自动触发　　ROI 位置：升主动脉　　阈值：120HU			
	扫描范围：胸廓入口至心脏膈面		扫描时间：0.8s	
	扫描模式：双轴扫			
	探测器宽度：160mm	通道数：256	旋转速度：0.28s	
	管电压：100kV	管电流：自动 mA	噪声指数：21.0	
	重建层厚：0.625mm	算法：标准	迭代重建率：60%	
	辐射剂量　CTDLvol：11.78mGy		DLP：253.32mGy·cm	

【影像所见】

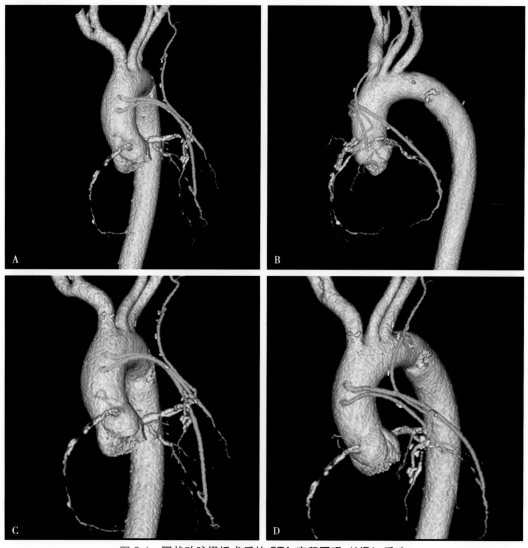

图 2-1　冠状动脉搭桥术后的 CTA 容积再现（VR）重建

大范围扫描，不仅显示冠状动脉，还需包括桥血管的全程，特别要注意桥血管两端吻合口的情况

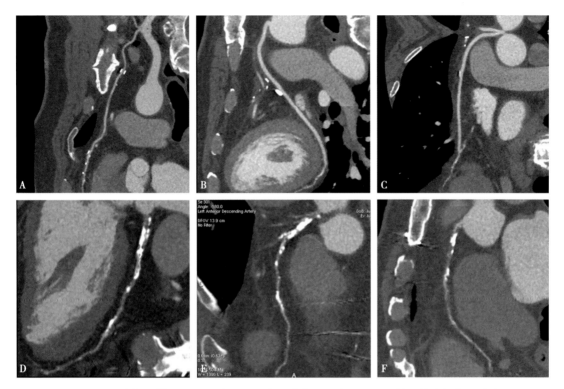

图 2-2　三支桥血管（A、B、C）及三支冠脉主干（C、D、E）的血管分析曲面重建

显示冠状动脉和桥血管的管腔、管壁情况，冠状动脉可见多发动脉粥样硬化斑块及明显钙化，桥血管管腔通畅，吻合口未见狭窄

技术要点

1. 冠状动脉搭桥术后，心脏检查需要增大扫描范围，以包括搭桥血管的起始及终末段。在进行大范围扫描时，为保证图像的空间分辨力，需要同时注意选择尽可能薄的扫描层厚。

2. 定位时，需要保证两次轴扫中要有一个轴扫覆盖全部冠状动脉的范围，以避免出现不同轴扫间的图像错位现象，影响冠脉的图像质量和诊断。通过拉伸扫描范围线和上下移动扫描范围可解决此问题。

病例 2-2　主动脉瓣狭窄：冠状动脉与主动脉 CTA 联合检查

【临床病史】

女，79 岁，BMI：22，乏力半个月，双下肢水肿 3 天。

高血压病史 50 年，血压 230/70mmHg；糖尿病 30 余年，血糖空腹 16mmol/L、餐后 27mmol/L；类风湿性关节炎 20 余年；冠心病史 6 年，左冠支架植入术后，6 年前行右侧肾动脉及左侧椎动脉支架植入。

【专科查体】

血压 130/80mmHg，口唇无发绀，双肺叩诊清音，心音低钝，律齐，心率 59 次/分，二尖瓣及主动脉瓣听诊区可及 2 级收缩期杂音，双下肢凹陷性水肿。

【临床诊断】

冠心病，心功能不全，心功能 Ⅲ 级（NYHA），PCI 术后；高血压 3 级，极高危；2 型糖尿病，糖尿病周围神经病变；肾动脉支架植入术后；左侧椎动脉支架植入术后；类风湿性关节炎。

【实验室检查】

检查项目	数值（正常范围）
葡萄糖	17.19mmol/L（3.9~6.1）
白细胞	5.90×10^9/L（3.5~9.5）
红细胞	3.62×10^{12}/L（3.8~5.1）
血红蛋白	114g/L（115~150）
总蛋白	59.8g/L（65~85）
B 型钠尿肽（BNP）	1405pg/ml（0~125）

【扫描方案】

对比剂	名称：碘帕醇	浓度：370mgI/ml		注射速度：5ml/s	剂量：70ml
冠脉 CTA	延迟方式：自动触发	ROI 位置：升主动脉		阈值：100HU	
	扫描范围：冠脉开口至心底			扫描时间：0.3s	
	扫描模式：轴扫				
	探测器宽度：160mm	通道数：256		旋转速度：0.28s	
	管电压：100kV	管电流：自动 mA		噪声指数：21.0	
	重建层厚：0.625mm	算法：标准		迭代重建率：60%	
	辐射剂量　CTDLvol：6.59mGy		DLP：92.25mGy·cm		

（接下页）

（接上页）

主动脉 CTA	先前序列完成后立即进行，转换延迟 2.4s	
扫描范围：胸廓入口至盆底		扫描时间：3s
扫描模式：螺旋	螺距：0.992	
探测器宽度：80mm	通道数：128	旋转速度：0.28s
管电压：100kV	管电流：自动 mA	噪声指数：25.0
重建层厚：0.625mm	算法：标准	迭代重建率：60%
辐射剂量　CTDLvol：5.86mGy		DLP：354.91mGy·cm

【影像所见】

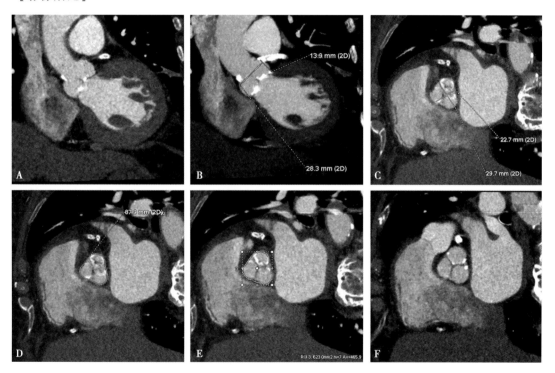

图 2-3　联合检查的主动脉 CTA 和相关径线测量

患者因主动脉瓣狭窄拟行 TAVI，主动脉 CTA 检查术前需测量各主要径线。A. 主动脉 CTA 图像；B. 瓣口径线、冠脉开口到瓣口距离；C. 瓣环长径及短径；D. 瓣环周长；E. 瓣环面积等；F. 主动脉瓣及其钙化情况

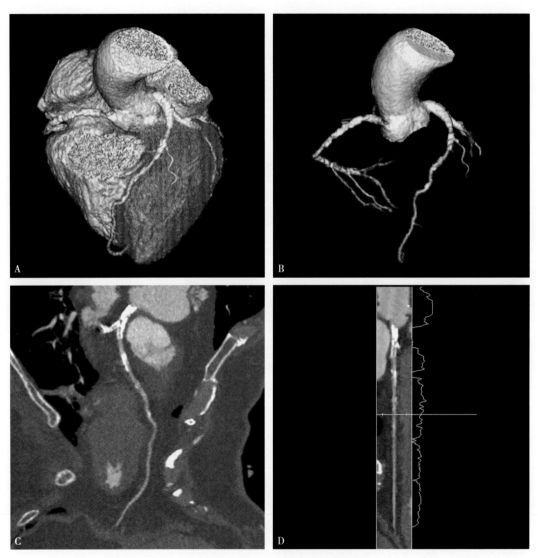

图 2-4　联合检查的冠状动脉分析

在进行主动脉 CTA 检查的同时，一次注射对比剂，同时进行冠脉 CTA 检查

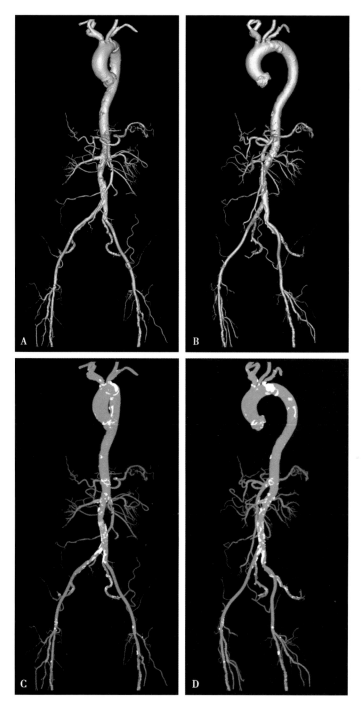

图 2-5　主动脉 CTA 的 VR（A、B）和 MIP（C、D）重组图像

显示主动脉全程及其分支的钙化狭窄情况

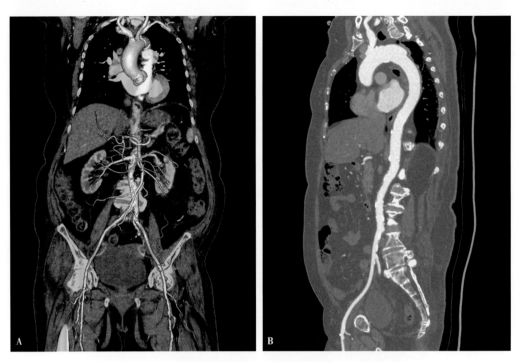

图 2-6　主动脉 CTA 的 VR（A）和 MPR（B）重组图像

显示主动脉全程及双侧股动脉的管壁钙化与管腔通畅情况

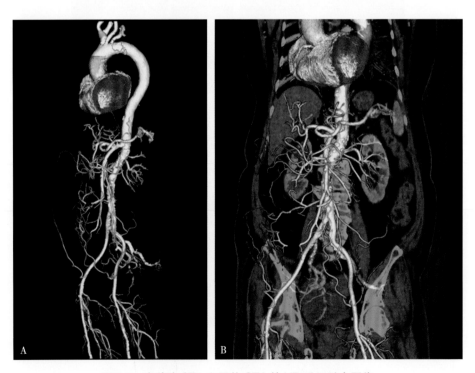

图 2-7　主动脉 CTA 和冠状 CTA 的 VR 重组融合图像

同时显示一次采集所获得的冠脉和主动脉 CTA 图像，充分显示联合扫描的优势和特点

技术要点

1. 主动脉瓣狭窄的患者 TAVI 术前进行冠脉和主动脉的联合检查是常规需要，联合扫描可以减少对比剂用量，同时完成评估 TAVI 术前主动脉根部解剖及入路选择，并且明确冠状动脉和主动脉及其主要分支的情况。

2. 冠脉与主动脉 CTA 联合检查时，需要在一次对比剂注射后，先进行冠脉 CTA 扫描，再行主动脉 CTA 扫描。冠脉扫描结束后，应尽快启动主动脉 CTA 扫描，在此期间（2.4s）设备需要完成轴扫到螺旋扫描模式的切换、管电压切换和移床。主动脉扫描结束后，再提示患者正常呼吸，即一次屏气完成冠脉轴扫和主动脉螺旋的两次扫描。

病例 2-3 冠状动脉与头颈部 CTA 联合检查 （一）

【临床病史】

女，57 岁，BMI：19.8，多关节疼痛 10 余年。

高血压病史 5 年，药物降压控制可；冠心病史 6 年。

【专科查体】

血压 135/85mmHg，口唇无发绀，双肺叩诊清音，心音有力，心率 79 次/分，各瓣膜听诊区未闻及器质性杂音。

【临床诊断】

系统性红斑狼疮；慢性乙型病毒性肝炎；冠心病；高血压；肝、肾囊肿。

【实验室检查】

检查项目	数值 （正常范围）
乙肝表面抗原	65.39IU/ml （<0.9）
白细胞	$3.89×10^9/L$ （3.5~9.5）
红细胞	$4.12×10^{12}/L$ （3.8~5.1）
血小板	$112×10^9/L$ （125~350）
总蛋白	60.5g/L （65~85）
抗双链 DNA	133IU/ml （<100）

【扫描方案】

对比剂	名称：碘帕醇	浓度：370mgI/ml		注射速度：5ml/s		剂量：65ml
冠脉 CTA	延迟方式：自动触发	ROI 位置：升主动脉		阈值：70HU		
	扫描范围：冠脉开口至心底				扫描时间：0.3s	
	扫描模式：轴扫					
	探测器宽度：160mm		通道数：256		旋转速度：0.28s	
	管电压：100kV		管电流：自动 mA		噪声指数：21.0	
	重建层厚：0.625mm		算法：标准		迭代重建率：70%	
	辐射剂量　CTDLvol：4.71mGy			DLP：75.39mGy·cm		
头颈 CTA	先前序列完成后立即进行，转换延迟 1.1s					
	扫描范围：主动脉弓至颅顶				扫描时间：1.8s	
	扫描模式：螺旋		螺距：0.992			
	探测器宽度：80mm		通道数：128		旋转速度：0.28s	
	管电压：100kV		管电流：自动 mA		噪声指数：25.0	
	重建层厚：0.625mm		算法：标准		迭代重建率：50%	
	辐射剂量　CTDLvol：3.66mGy			DLP：150.96mGy·cm		

【影像所见】

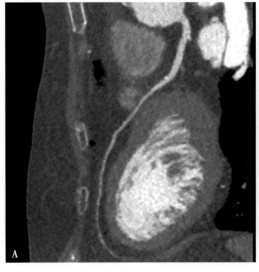
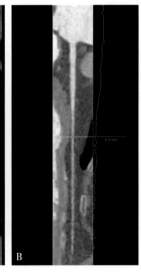

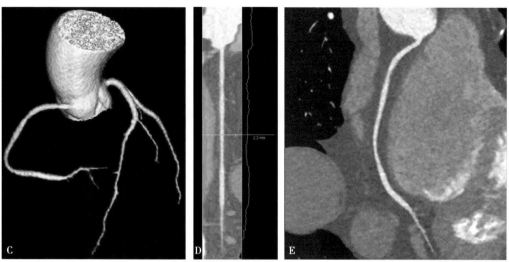

图 2-8　患者冠脉 CTA 检查的 VR 和曲面重组图像

显示各冠脉血管分支的管腔、管壁及走行情况

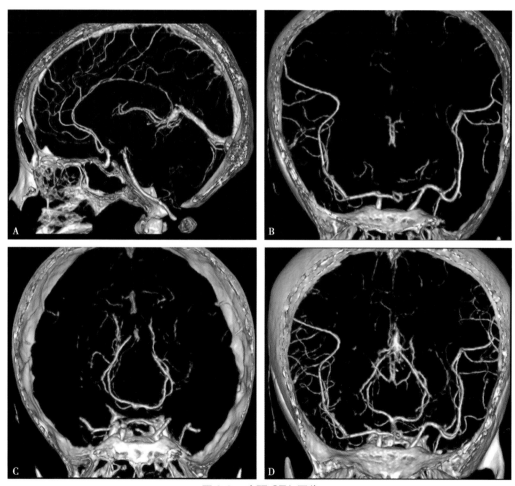

图 2-9　头颈 CTA 图像

显示颅内大脑前动脉、大脑中动脉、大脑后动脉及 Willis 环的动脉血管情况

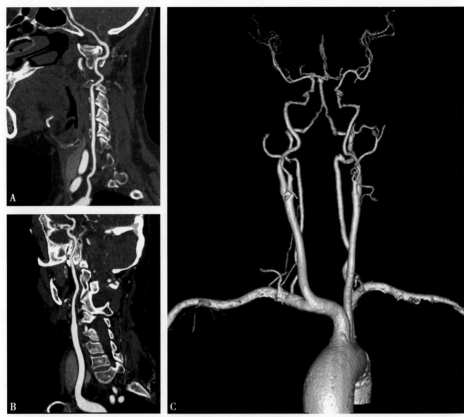

图 2-10 曲面重组（A、B）和 VR 重组（C）图像

显示主动脉弓以上水平的头、颈部动脉血管情况，右侧椎动脉远端可见狭窄

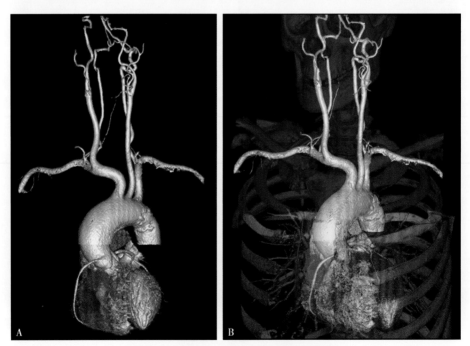

图 2-11 联合扫描的 VR 重组融合图像

同时显示头颈动脉血管与心脏冠状动脉的情况

> **技术要点**
>
> 　　1. 为方便头颈动脉 CTA 的图像后处理，推荐在注射对比剂之前进行头颈部的蒙片扫描，扫描范围和参数与头颈 CTA 扫描相一致，从而可进行 CTA 剪影处理。
>
> 　　2. 在进行冠脉与头颈部 CTA 的联合检查时，冠脉 CTA 扫描采用单心跳轴扫方式，要尽可能缩短冠脉扫描时间以及冠脉与头颈部 CTA 两次扫描的间隔时间，以保证在一次对比剂注射时间内完成全部扫描。冠脉扫描结束后，立即进行头颈部 CTA 检查。

病例 2-4　冠状动脉与头颈部 CTA 联合检查（二）

【临床病史】

　　女，58 岁，BMI：20.8，剑突下持续钝痛 1 周余，加重 2 天伴后背痛。

　　既往体健。

【专科查体】

　　血压 141/75mmHg，口唇无发绀，双肺叩诊清音，心音有力，律齐，心率 75 次/分，各瓣膜听诊区未闻及器质性杂音，双下肢无明显水肿。

【临床诊断】

　　冠心病，心绞痛?；消化道溃疡?；神经官能症?

【实验室检查】

检查项目	数值（正常范围）
葡萄糖	5.08mmol/L（3.9~6.1）
白细胞	$4.26×10^9$/L（3.5~9.5）
红细胞	$4.45×10^{12}$/L（3.8~5.1）
血红蛋白	137g/L（115~150）
总蛋白	76.6g/L（65~85）
乳酸脱氢酶（LDH）	270.6U/L（135~214）

【扫描方案】

对比剂	名称：碘帕醇	浓度：370mgI/ml	注射速度：5ml/s	剂量：65ml
冠脉 CTA	延迟方式：自动触发	ROI 位置：升主动脉	阈值：70HU	
	扫描范围：冠脉开口至心底		扫描时间：0.3s	
	扫描模式：轴扫			
	探测器宽度：160mm	通道数：256	旋转速度：0.28s	
	管电压：100kV	管电流：自动 mA	噪声指数：21	
	重建层厚：0.625mm	算法：标准	迭代重建率：70%	
	辐射剂量　CTDLvol：11.41mGy		DLP：182.53mGy·cm	
头颈 CTA	先前序列完成后立即进行，转换延迟 1.1s			
	扫描范围：主动脉弓至颅顶		扫描时间：1.8s	
	扫描模式：螺旋	螺距：0.992		
	探测器宽度：80mm	通道数：128	旋转速度：0.28s	
	管电压：100kV	管电流：自动 mA	噪声指数：21	
	重建层厚：0.625mm	算法：标准	迭代重建率：50%	
	辐射剂量　CTDLvol：3.59mGy		DLP：148.09mGy·cm	

【影像所见】

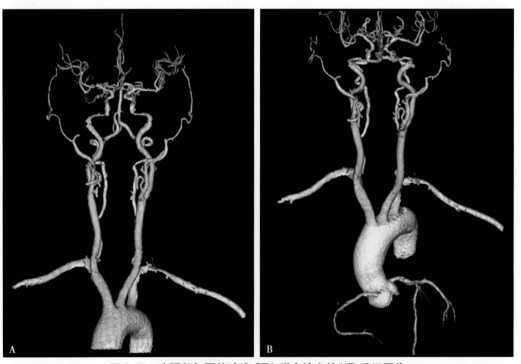

图 2-12　头颈部与冠状动脉 CTA 联合检查的 VR 重组图像

A. 头颈部 CTA；B. 头颈部与冠状动脉 CTA 的融合图像。两图均显示头颈部的动脉和冠状动脉血管情况

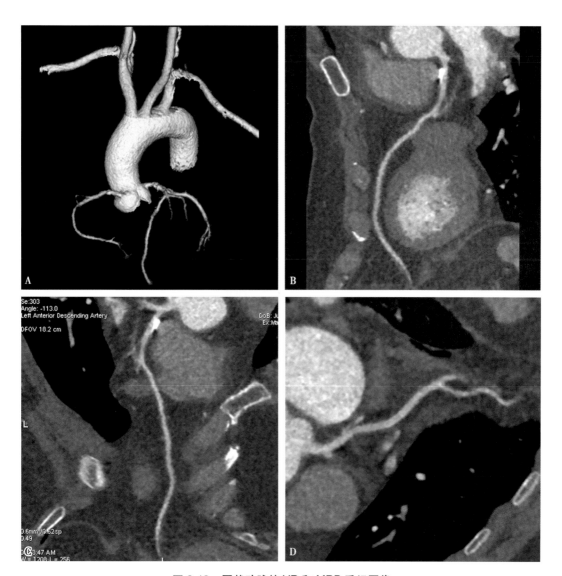

图 2-13　冠状动脉的 VR 和 MRP 重组图像

A. 融合图像显示冠脉及主要大血管起始段情况；B、C. 左前降支（LAD）近段管壁可见钙化斑块影，管腔轻度狭窄；D. 右冠状动脉未见异常

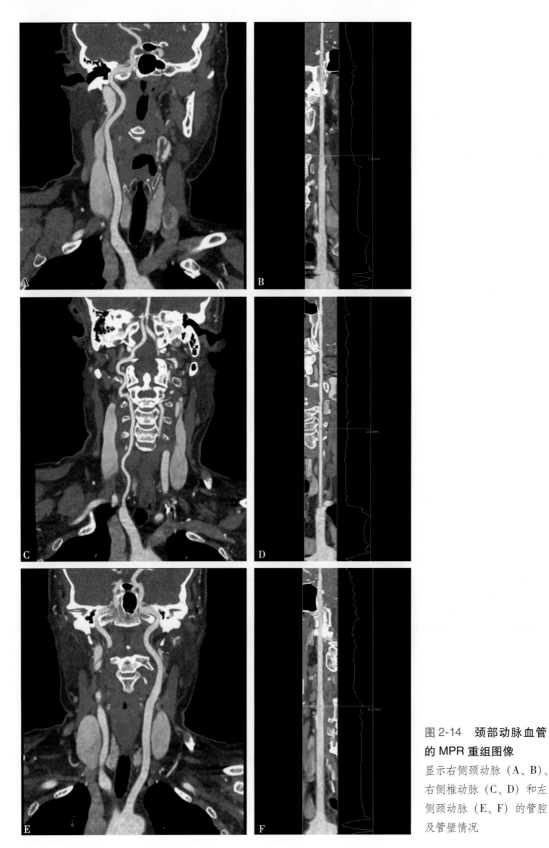

图 2-14　颈部动脉血管的 MPR 重组图像

显示右侧颈动脉（A、B）、右侧椎动脉（C、D）和左侧颈动脉（E、F）的管腔及管壁情况

技术要点

1. **团注对比剂与阈值自动触发**　以 5ml/s 的速率团注对比剂 65ml、生理盐水 40ml 注射 8s 后开始阈值监测，ROI 位于升主动脉，当 CT 值达到 70HU 后，移床至冠脉轴扫范围中心处。

注射对比剂前，需要注意采集患者的心电信息用于扫描中的门控。

2. **冠脉 CTA**　根据所采集的心电信息，设备自动选择扫描期相。达到阈值触发后，启动进行冠脉 CTA 扫描。对于心律整齐者，设备按照自动选择的期相进行扫描；如果扫描过程中患者心律出现异常，如期前收缩（早搏），设备可跳过异常心动周期，选择下一个心动周期的相同时相进行扫描。

3. **头颈动脉 CTA**　冠脉扫描结束后，启动头颈动脉 CTA 扫描，扫描方向主动脉弓至颅顶。由于设备完成冠脉轴扫转换至螺旋扫描模式，同时切换管电压和进行移床，这个过程需要一定的时间，不同的设备存在一定的差异。

病例 2-5　冠脉 CTA 与腹盆腔三期增强联合检查

【临床病史】

女，86 岁，BMI：22.9，检查发现盆腹腔肿物 17 天。

既往：16 天前因左下肢深静脉血栓形成于当地医院行下腔静脉滤器植入术。

【专科查体】

血压 138/113mmHg，心率 87 次/分，各瓣膜听诊区未闻及器质性杂音，腹部膨隆，无压痛。腹部超声检查提示，盆腔内一巨大囊性肿物。

【临床诊断】

盆腔肿物（卵巢良性肿物？卵巢恶性肿瘤？）；左下肢深静脉血栓形成；下腔静脉滤器植入术后。

【实验室检查】

检查项目	数值（正常范围）
血红蛋白	135g/L（115~150）
白细胞	$5.47×10^9$/L（3.5~9.5）
红细胞	$4.54×10^{12}$/L（3.8~5.1）
CA125	14.65U/ml（0~35）
癌胚抗原（CEA）	1.61ng/ml（0~4.7）
人附睾分泌蛋白（HE4）	103.2pmol/L（0~140）

【扫描方案】

对比剂	名称：碘帕醇	浓度：370mgI/ml	注射速度：	首先 5ml/s	剂量：55ml	共 90ml
				然后 2.5ml/s	剂量：35ml	

冠脉 CTA	延迟方式：自动触发　　ROI 位置：升主动脉　　阈值：100HU		
	扫描范围：冠脉开口至心底		扫描时间：0.3s
	扫描模式：轴扫		
	探测器宽度：160mm	通道数：256	旋转速度：0.28s
	管电压：100kV	管电流：自动 mA	噪声指数：21.0
	重建层厚：0.625mm	算法：标准	迭代重建率：70%
	辐射剂量　CTDLvol：6.98mGy		DLP：97.66mGy·cm

腹盆腔三期增强	动脉期：冠脉轴扫后 2.4s；静脉期：动脉期后 35s；平衡期：静脉期后 150s		
	扫描范围：膈顶至耻骨联合		扫描时间：1.76s
	扫描模式：螺旋	螺距：0.992	
	探测器宽度：80mm	通道数：128	旋转速度：0.28s
	管电压：100kV	管电流：自动 mA	噪声指数：21.0
	重建层厚：0.625mm	算法：标准	迭代重建率：50%
	辐射剂量　CTDLvol：6.26mGy		DLP：388.71mGy·cm

【影像所见】

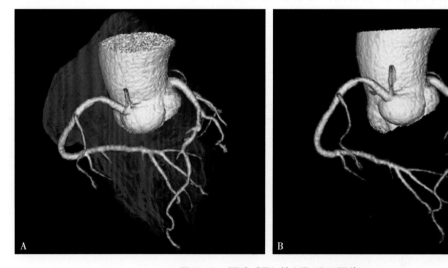

图 2-15　冠脉 CTA 的 VR 重组图像

显示冠脉血管束的主干开口、走行及管壁情况

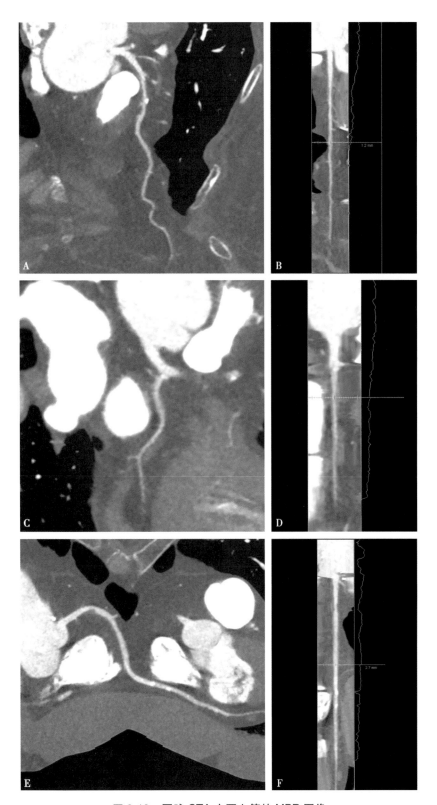

图 2-16　冠脉 CTA 主要血管的 MPR 图像

显示左冠（A、B）、回旋支（C、D）和右冠（E、F）三大主干的开口、管腔及管壁情况

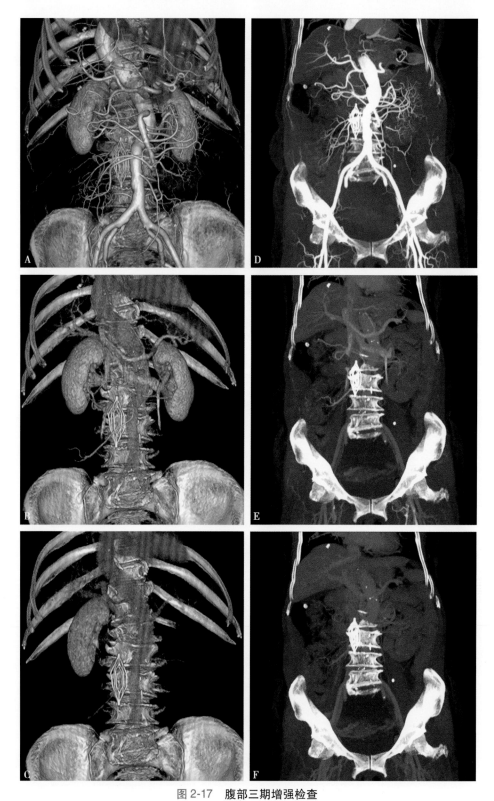

图 2-17　腹部三期增强检查

VR（A、B、C）和 MIP（D、E、F）方式分别显示动脉期、静脉期和平衡期的重组图像，可见下腔静脉内的网状滤器致密影

> **技术要点**
>
> 　　冠脉与腹部三期增强联合检查时，需要观察冠状动脉和腹部脏器情况。由于心脏冠脉扫描可以采用大范围的单心跳轴扫方式，极大地降低了冠状动脉的扫描时间，在一次对比剂注射后，先进行冠脉 CTA 扫描，紧接着进行腹部三期强化检查的动脉期、静脉期和延迟期，打药后 25s 左右行动脉期扫描，60s 左右行静脉期扫描，200s 左右行延迟期检查。同时注意尽可能缩短冠脉与腹部动脉期两次扫描间的间隔时间。

病例 2-6　卵巢浆液性囊腺瘤：冠脉 CTA 与腹盆腔四期增强联合检查

【临床病史】

　　女，89 岁，BMI：21.3，右下腹胀 1 个月，发现盆腹腔肿物 1 天。

　　高血压病史 22 年，最高 200/110mmHg；糖尿病史 10 余年；冠心病史 22 年，5 年前因不稳定型心绞痛行 PCI 术；脑梗死史 2 年。

【专科查体】

　　血压 203/124mmHg，心率 96 次/分，二尖瓣及主动脉瓣听诊区可及 2 级收缩期杂音，腹部膨隆，质硬，可触及包块。

【临床诊断】

　　盆腔肿物；冠心病，心功能不全，心功能 Ⅲ 级（NYHA），PCI 术后；高血压 3 级，极高危；2 型糖尿病。

【实验室检查】

检查项目	数值（正常范围）
血红蛋白	115g/L（115~150）
白细胞	7.99×10^9/L（3.5~9.5）
红细胞	3.6×10^{12}/L（3.8~5.1）
CA125	39.35U/ml（0~35）
癌胚抗原（CEA）	6.05ng/ml（0~4.7）
人附睾分泌蛋白（HE4）	173.5pmol/L（0~140）

【扫描方案】

对比剂	名称：碘帕醇	浓度：370mgI/ml	注射速度	首先 5ml/s	剂量：55ml	共 90ml
				然后 2.5ml/s	剂量：35ml	

冠脉 CTA	延迟方式：自动触发，ROI 位置：升主动脉		阈值：100HU	
	扫描范围：冠脉开口至心底		扫描时间：0.3s	
	扫描模式：轴扫			
	探测器宽度：160mm	通道数：256	旋转速度：0.28s	
	管电压：100kV	管电流：自动 mA	噪声指数：21.0	
	重建层厚：0.625mm	算法：标准	迭代重建率：70%	
	辐射剂量　CTDLvol：6.98mGy		DLP：97.66mGy·cm	

腹盆腔四期增强	动脉期：冠脉轴扫后 2.4s；门静脉流入期：动脉期后 15s；门静脉期：门静脉流入期后 20s；平衡期：静脉期后 150s		
	扫描范围：膈顶至耻骨联合		扫描时间：1.76s
	扫描模式：螺旋	螺距：0.992	
	探测器宽度：80mm	通道数：128	旋转速度：0.28s
	管电压：100kV	管电流：自动 mA	噪声指数：21.0
	重建层厚：0.625mm	算法：标准	迭代重建率：50%
	辐射剂量　CTDLvol：17.11mGy		DLP：954.82mGy·cm

【影像所见】

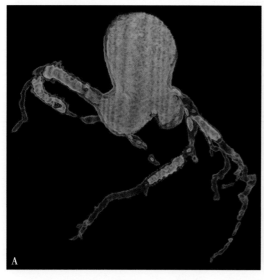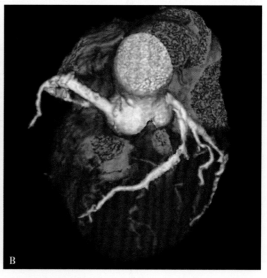

图 2-18　冠脉 CTA 的 VR 重组图像

冠状动脉的三支主干均有支架，左前降支 1 个，左回旋支 1 个，右冠状动脉有 2 个

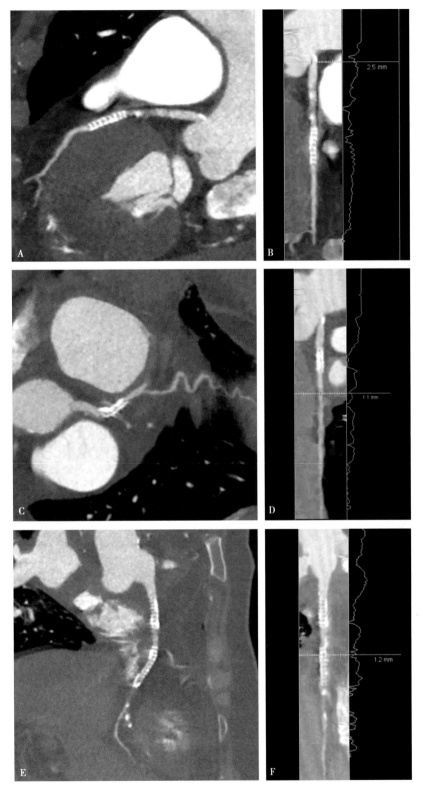

图 2-19　左冠状动脉（A、B）、回旋支（C、D）和右冠状动脉（E、F）的血管分析

显示冠脉主干的管壁、管腔与支架通畅情况

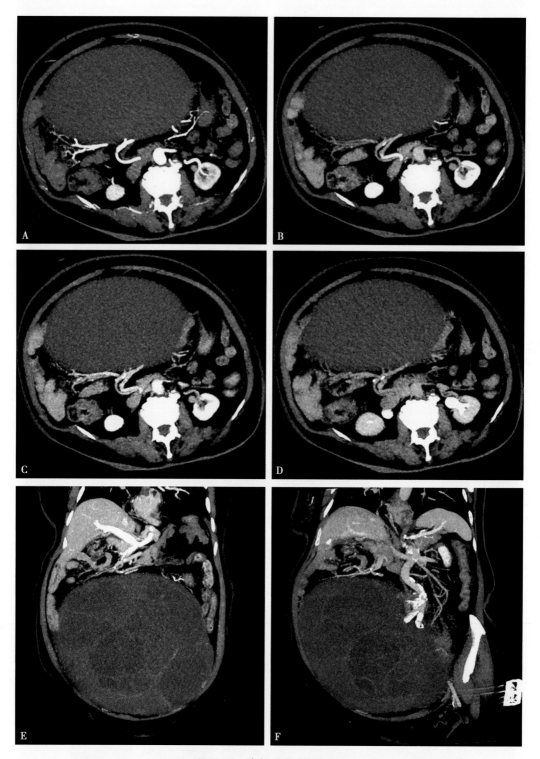

图 2-20　腹部增强 CT 图像

横断面的动脉期（A）、门静脉流入期（B）、门静脉期（C）和平衡期（D）腹部增强 CT 图像，显示盆腔内的巨大囊性肿物，并突入腹腔，冠状位（E）和矢状位（F）图像可见肿物实性部分呈不均匀强化，邻近血管受压

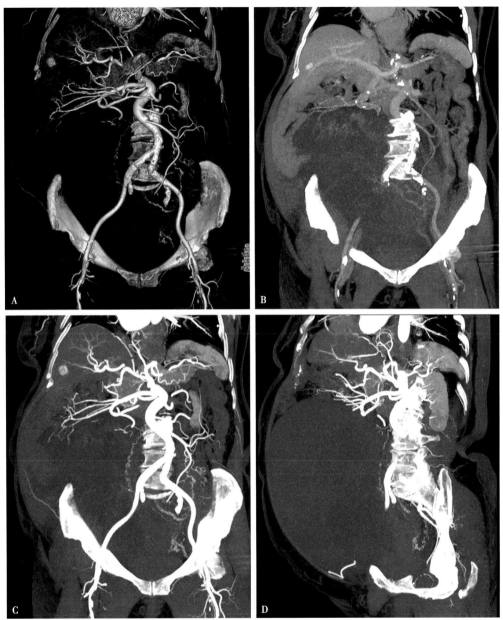

图 2-21　VR 与 MIP 重组图像

显示病变与血管的关系

技术要点

　　冠脉 CTA 与腹部多期增强检查，患者一次屏气过程中完成冠脉轴扫和动脉期的螺旋扫描，这就要求缩短两次扫描间的间隔时间。此时间可受到扫描方式、SFOV、管球转速、螺距、管球热容量、散热、两次扫描起止位置、扫描范围等多种因素影响，实际操作中应根据具体设备机型，适当调整以上参数，以缩短前两次扫描的间隔时间，才能取得满意的联合检查效果。

病例 2-7 冠脉与双下肢动脉 CTA 联合检查

【临床病史】

男，63 岁，BMI：23.7，双下肢间歇性跛行 4 个月余。

糖尿病病史 8 年，空腹达 16mmol/L；2009 年、2010 年曾有"心肌梗死"病史。

【专科查体】

双下肢无畸形、缺如，左下肢皮温偏低、皮色正常，双侧股三角压痛（-），双侧 Homans征（-），双侧股动脉、右腘动脉搏动可及，左腘动脉、双胫后动脉及双足背动脉搏动未及。

【临床诊断】

双下肢动脉硬化闭塞症；糖尿病；冠心病、心肌梗死。

【实验室检查】

检查项目	数值（正常范围）
葡萄糖	7.14mmol/L（3.9~6.1）
白细胞	$4.35×10^9$/L（3.5~9.5）
红细胞	$5.18×10^{12}$/L（4.3~5.8）
血小板	$180×10^9$/L（125~350）
凝血酶原时间	10.7s（8.8~13.8）
D-二聚体	421.93μg/L（0~500）

【扫描方案】

对比剂	名称：碘帕醇 浓度：370mgI/ml	注射速度：首先 5ml/s 然后 2.5ml/s	剂量：60ml 剂量：40ml	共 100ml

冠脉 CTA	延迟方式：自动触发 ROI 位置：升主动脉 阈值：100HU	
	扫描范围：冠脉开口至心底	扫描时间：0.3s
	扫描模式：轴扫	
	探测器宽度：160mm	通道数：256	旋转速度：0.28s
	管电压：100kV	管电流：自动 mA	噪声指数：21
	重建层厚：0.625mm	算法：标准	迭代重建率：70%
	辐射剂量 CTDLvol：6.98mGy	DLP：97.66mGy·cm	

（接下页）

（接上页）

下肢 CTA	延迟扫描时间：冠脉轴扫后 15s		
	扫描范围：髂嵴至足底		扫描时间：16s
	扫描模式：螺旋	螺距：0.516	
	探测器宽度：40mm	通道数：64	旋转速度：0.28s
	管电压：100kV	管电流：自动 mA	噪声指数：21
	重建层厚：0.625mm	算法：标准	迭代重建率：70%
	辐射剂量　CTDLvol：4.58mGy		DLP：577.77mGy·cm

【影像所见】

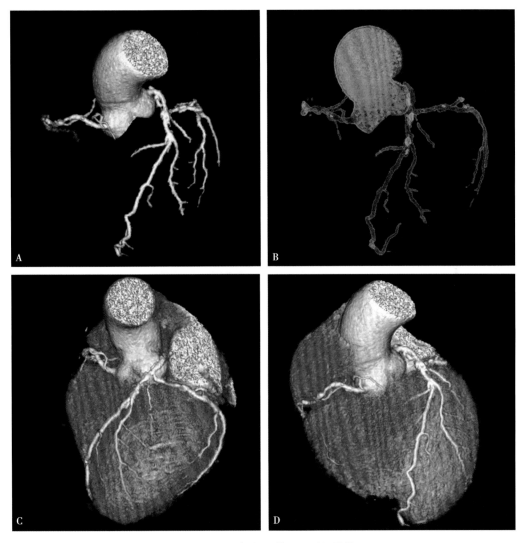

图 2-22　冠脉 CTA 的 VR 重组图像

显示冠脉血管束三大主干的开口、走行及管壁粥样硬化情况

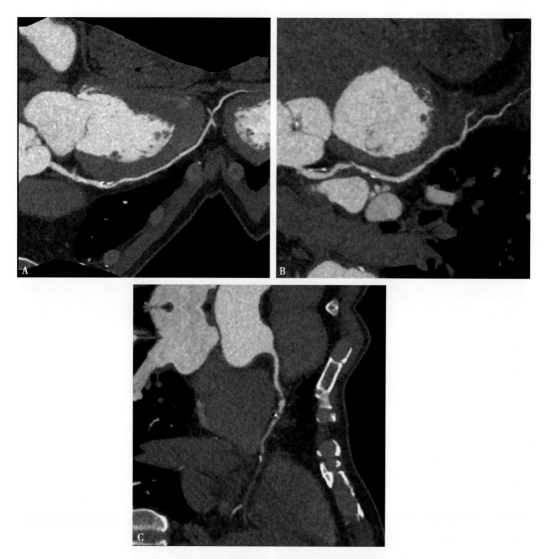

图 2-23　冠脉 CTA 的 MPR 重组图像

左冠状动脉（A）、回旋支（B）和右冠状动脉（C）三大主干均存在动脉粥样硬化斑块所致的不同程度狭窄

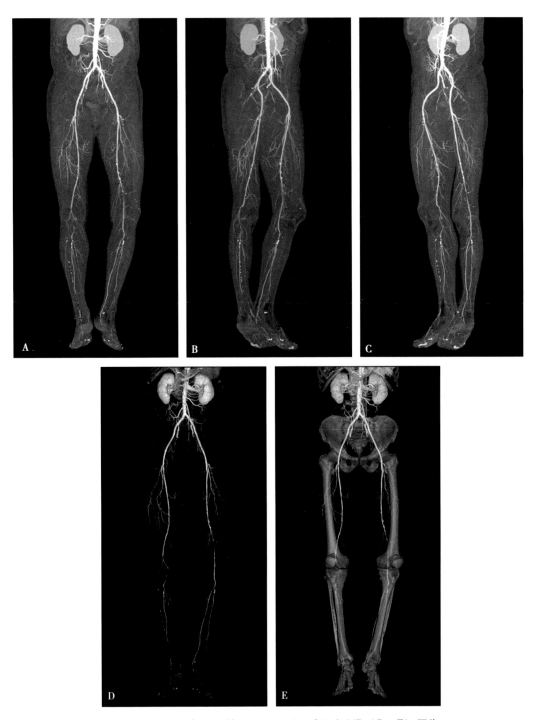

图 2-24　双侧下肢 CTA 的 MIP（A、B、C）和 VR（D、E）图像

显示双侧下肢动脉及其分支的情况

技术要点

1. 冠脉 CTA 采用心电门控下的轴扫，扫描时间极短；而下肢动脉血液循环时间较晚，这样常规注射对比剂的条件下，通常在冠脉扫描结束后延迟 15s 进行螺旋扫描模式的下肢 CTA 扫描。

2. 由于下肢的血流较慢，这样需要采用较小的螺距来减慢扫描速度，以避免在下肢 CTA 扫描中出现扫描速度快于对比剂充盈速度的情况，以利于对比剂更好地充盈末梢血管。

3. 检查开始前要注意叮嘱患者下肢静止不动，必要时放置沙袋或绑带固定。

病例 2-8　冠脉与全身血管 CTA 联合检查（一）

【临床病史】

男，66 岁，BMI：23.4，头晕 1 个月余。

高血压病史 20 年，最高 210/100mmHg；冠心病史 6 年。

【专科查体】

血压 130/80mmHg，口唇无发绀，心音低钝，心率 59 次/分，律齐，二尖瓣及主动脉瓣听诊区可闻及 2 级收缩期杂音，双下肢指压可见凹陷性水肿。

【临床诊断】

冠心病；高血压 3 级，极高危。

【实验室检查】

检查项目	数值（正常范围）
葡萄糖	17.19mmol/L（3.9~6.1）
白细胞	5.90×10^9/L（3.5~9.5）
红细胞	3.62×10^{12}/L（4.3~5.8）
B 型钠尿肽（BNP）	1405pg/ml（0~125）

【扫描方案】

对比剂	名称：碘帕醇　浓度：370mgI/ml　注射速度：	首先 5ml/s	剂量：60ml	共 100ml
		然后 2.5ml/s	剂量：40ml	

冠脉 CTA	延迟方式：自动触发　　ROI 位置：升主动脉	阈值：100HU	
	扫描范围：冠脉开口至心底		扫描时间：0.3s
	扫描模式：轴扫		
	探测器宽度：160mm	通道数：256	旋转速度：0.28s
	管电压：100kV	管电流：自动 mA	噪声指数：21
	重建层厚：0.625mm	算法：标准	迭代重建率：70%
	辐射剂量　CTDLvol：6.98mGy	DLP：97.66mGy·cm	

（接下页）

（接上页）

头颈躯干部 CTA	先前序列完成后立即进行，转换延迟 4.5s		
	扫描范围：颅顶至股骨下段 1/3		扫描时间：3.5s
	扫描模式：螺旋	螺距：0.992	
	探测器宽度：80mm	通道数：128	旋转速度：0.28s
	管电压：100kV	管电流：自动 mA	噪声指数：25
	重建层厚：0.625mm	算法：标准	迭代重建率：70%
	辐射剂量 CTDLvol：3.54mGy		DLP：386.50mGy·cm
下肢 CTA	延迟扫描时间：头颈躯干扫描后 15s		
	扫描范围：股骨下段 1/3 至双侧足底		扫描时间：10s
	扫描模式：螺旋	螺距：0.516	
	探测器宽度：40mm	通道数：64	旋转速度：0.28s
	管电压：100kV	管电流：自动 mA	噪声指数：25
	重建层厚：0.625mm	算法：标准	迭代重建率：70%
	辐射剂量 CTDLvol：6.87mGy		DLP：488.40mGy·cm

【影像所见】

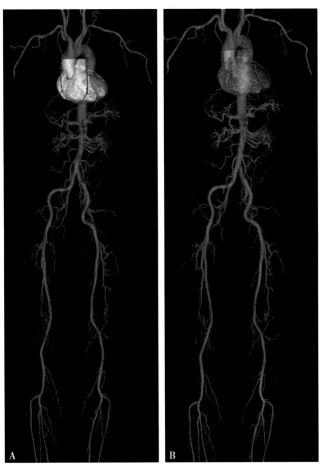

图 2-25　联合扫描获得的全身血管与心脏冠脉的 VR 融合图像

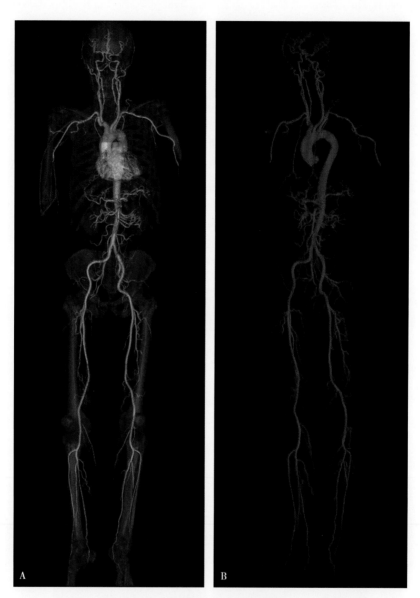

图 2-26　全身血管 VR 重组图像

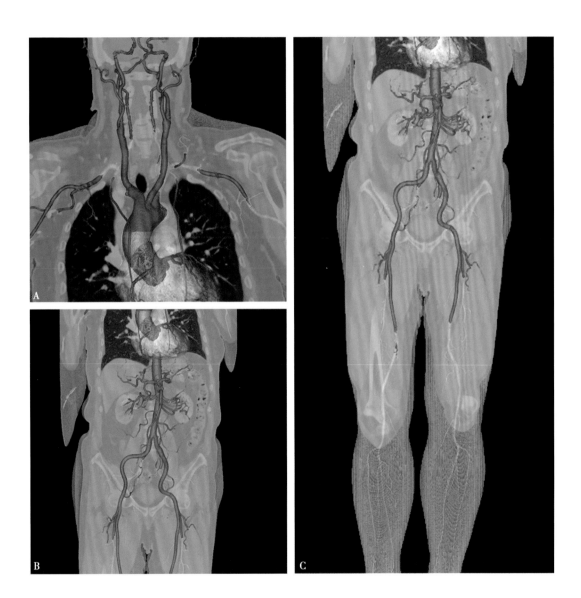

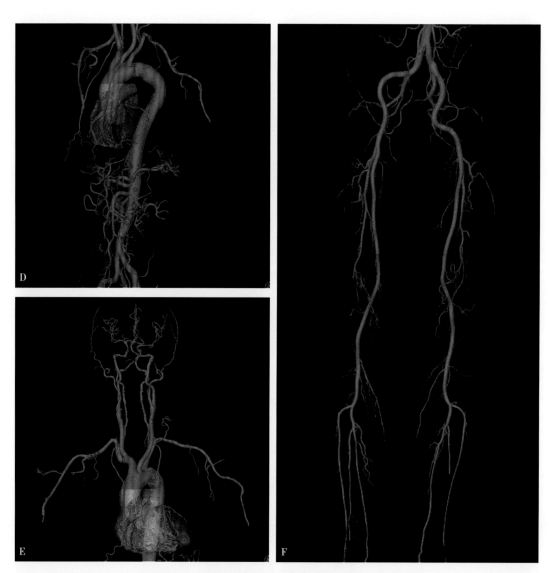

图 2-27　全身血管与心脏冠脉的 VR 重组融合图像

A、D. 头颈部血管及其分支；B、E. 冠脉及其分支；C、F. 双下肢血管及其分支

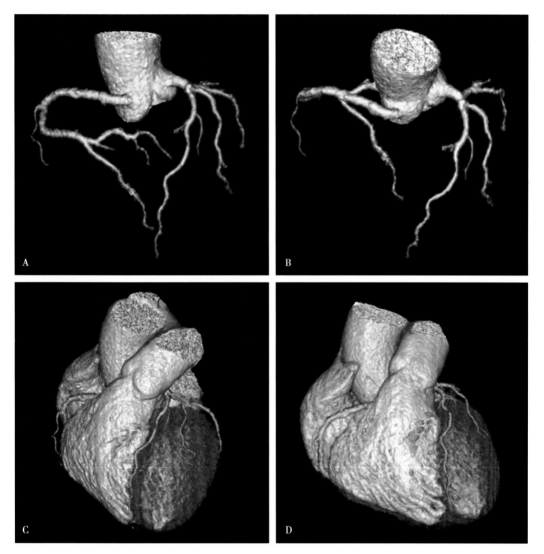

图 2-28　冠脉与心脏重组图像

显示冠脉血管束的主要分支走行

技术要点

1. 在进行冠脉与全身血管 CTA 联合检查时，先行冠脉 CTA 扫描，再行头颈 CTA、主动脉 CTA 和双下肢 CTA 扫描。冠状动脉 CTA 扫描完成后，迅速将床移至头部相应扫描部位，设备完成轴扫到螺旋扫描模式的切换受多因素影响。

2. 下肢 CTA 扫描时，螺旋扫描至股骨下段 1/3 处时，停顿并延迟 15s，然后再扫描至足尖。原因在于躯干部扫描速度相对较快，此时下肢血管内对比剂浓度尚未达到需要，此时须延迟扫描并等待对比剂浓度的提高。同时，下肢 CTA 扫描采用较小螺距来增加扫描时间，从而适应下肢血液循环相对较慢的特点，从而得到对比剂充盈较好末梢血管图像。

病例 2-9　冠脉与全身血管 CTA 联合检查（二）

【临床病史】

男，62 岁，BMI：21，头晕、心前区不适 1 周余。

高血压病史，规律用药，血压控制在 140/90mmHg；糖尿病史 2 年。

【临床诊断】

高血压；糖尿病。

【实验室检查】

检查项目	数值（正常范围）
葡萄糖	6.5mmol/L（3.9~6.1）
白细胞	$6.80×10^9$/L（3.5~9.5）
红细胞	$4.43×10^{12}$/L（4.3~5.8）
血小板	$165×10^9$/L（125~350）
凝血酶原时间	11.3s（8.8~13.8）

【扫描方案】

对比剂	名称：碘帕醇　浓度：370mgI/ml　注射速度：	首先 5ml/s　剂量：60ml	共 100ml
		然后 2.5ml/s　剂量：40ml	

冠脉 CTA	延迟方式：自动触发　ROI 位置：升主动脉　阈值：100HU		
	扫描范围：冠脉开口至心底		扫描时间：0.3s
	扫描模式：轴扫		
	探测器宽度：160mm	通道数：256	旋转速度：0.28s
	管电压：100kV	管电流：自动 mA	噪声指数：21.0
	重建层厚：0.625mm	算法：标准	迭代重建率：70%
	辐射剂量　CTDLvol：6.98mGy		DLP：97.66mGy·cm
头颈躯干部 CTA	先前序列完成后立即进行，转换延迟 4.5s		
	扫描范围：颅顶至股骨下段 1/3		扫描时间：3.5s
	扫描模式：螺旋	螺距：0.992	
	探测器宽度：80mm	通道数：128	旋转速度：0.28s
	管电压：100kV	管电流：自动 mA	噪声指数：25
	重建层厚：0.625mm	算法：标准	迭代重建率：70%
	辐射剂量　CTDLvol：3.54mGy		DLP：386.50mGy·cm

（接下页）

（接上页）

下肢 CTA	延迟扫描时间：头颈躯干扫描后 15s		
	扫描范围：股骨下段 1/3 至双侧足底		扫描时间：10s
	扫描模式：螺旋	螺距：0.516	
	探测器宽度：40mm	通道数：64	旋转速度：0.28s
	管电压：100kV	管电流：自动 mA	噪声指数：25
	重建层厚：0.625mm	算法：标准	迭代重建率：70%
	辐射剂量　CTDLvol：4.56mGy		DLP：560.74mGy·cm

【影像所见】

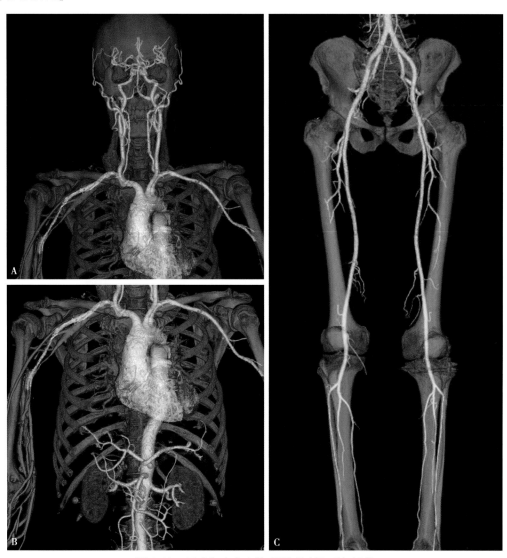

图 2-29　冠脉与全身血管 CTA 的 VR 重组图像

A. 头颈部血管；B. 冠脉与主动脉；C. 双下肢动脉血管

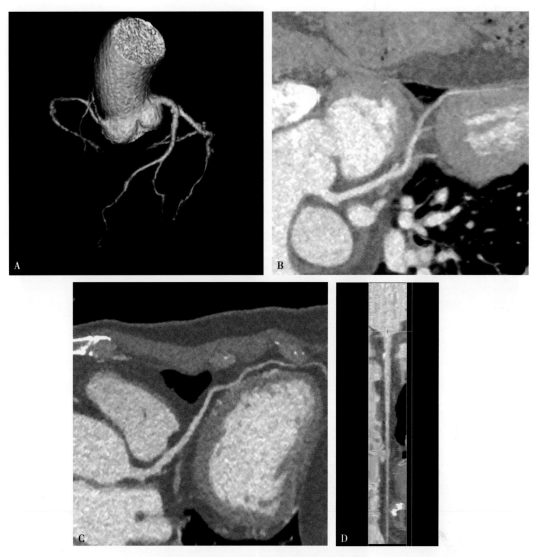

图 2-30　联合扫描所得图像的冠脉分析

进行 VR 和 MPR 重组，显示冠脉各分支血管的管壁与管腔情况

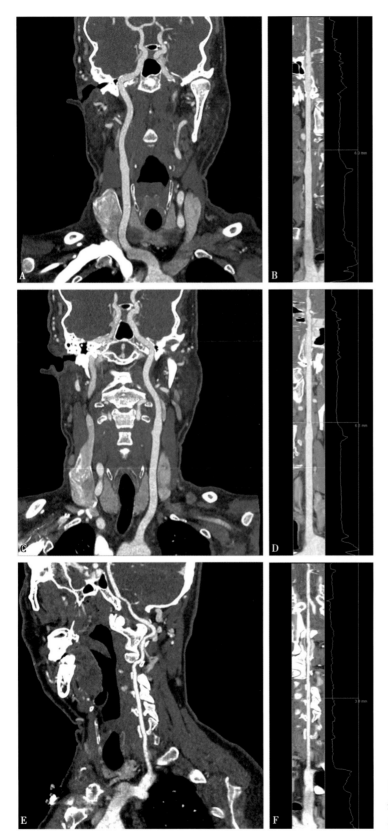

图 2-31 颈内动脉与椎
动脉的血管分析
评估患者头颈部血管情况

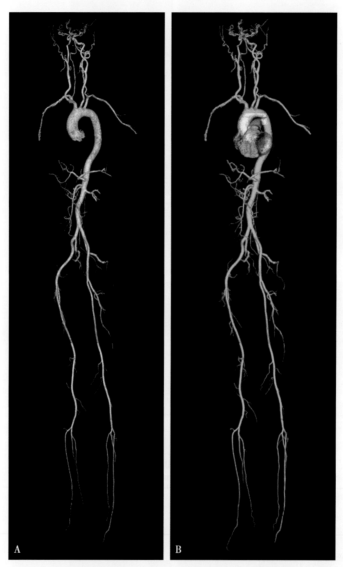

图 2-32　冠脉与全身血管 CTA 的 VR 重组图像

显示冠脉和全身血管，包括头颈、主动脉全程及双下肢动脉及其分支

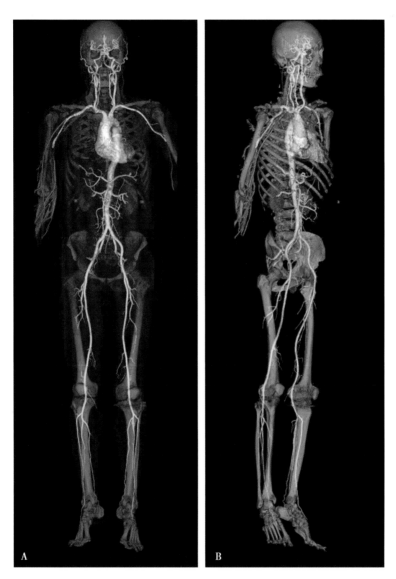

图 2-33　冠脉与全身血管 CTA 联合扫描的 VR 融合图像

技术要点

　　联合检查中涉及不同的检查部位，每个兴趣部位或器官的血液循环特点各不相同，这样不仅需要 CT 设备进行合理的扫描参数和条件设置，也需要对比剂的用量和注射速率进行相应的调整，以达到最佳且合理的检查效果。例如，头部或冠脉血流速度快，这样就需要设备的扫描时间短，而对比剂应采用较快的团注方式以迅速充盈兴趣血管；而下肢血液循环慢，且扫描范围长，就需要 CT 设备降低扫描速度，而应用对比剂时可适当降低注射流率，增加峰值的维持时间。

　　全身扫描范围大，移床距离长，检查前要仔细检查高压注射器的连接管、心电门控的电极线等，以免在移床过程中受到影响。必要时在检查前尝试手动移床，模拟扫描状态，判断并及时处理管线问题。

　　对于心功能异常、循环状态不好的患者，应权衡联合检查的利弊，必要时根据临床情况单独进行检查。

病例 2-10　胸痛：肺动脉+冠脉+主动脉三联检查

【临床病史】

　　女，61 岁，BMI：20.7，间断活动后胸前区疼痛 1 年，加重 4 个月余。

　　高血压病史 4 年，最高 170/110mmHg，平素药物降压，血压 140/85mmHg。

【专科查体】

　　血压 128/61mmHg，口唇无发绀，双肺呼吸清音，心音有力，律齐，各瓣膜听诊区未闻及病理性杂音，双下肢无明显水肿。

【临床诊断】

　　冠心病，不稳定型心绞痛；高血压 2 级，极高危。

【实验室检查】

检查项目	数值（正常范围）
乳酸脱氢酶（LDH）	274.4U/L（135~214）
白细胞	$3.85×10^9$/L（3.5~9.5）
红细胞	$4.29×10^{12}$/L（3.8~5.1）
血小板	$231×10^9$/L（125~350）
凝血酶原时间	10.9s（8.8~13.8）
D-二聚体	396.94μg/L（0~500）

【扫描方案】

对比剂	名称：碘帕醇　浓度：370mgI/ml　注射速度：	首先 5ml/s　剂量：55ml	共 95ml
		然后 3ml/s　剂量：40ml	

肺动脉 CTA	延迟方式：自动触发　　ROI 位置：肺动脉干　　阈值：80HU		
	扫描范围：胸廓入口至双肺下缘		扫描时间：1.3s
	扫描模式：螺旋	螺距：0.992	
	探测器宽度：80mm	通道数：128	旋转速度：0.28s
	管电压：100kV	管电流：自动 mA	噪声指数：25
	重建层厚：0.625mm	算法：标准	迭代重建率：60%
	辐射剂量　CTDLvol：5.90mGy		DLP：219.94mGy·cm
冠脉 CTA	延迟扫描时间：肺动脉 CTA 后 7s		
	扫描范围：冠脉开口至心底		扫描时间：0.3s
	扫描模式：轴扫		
	探测器宽度：160mm	通道数：256	旋转速度：0.28s
	管电压：100kV	管电流：自动 mA	噪声指数：21
	重建层厚：0.625mm	算法：标准	迭代重建率：70%
	辐射剂量　CTDLvol：6.98mGy		DLP：97.66mGy·cm
主动脉 CTA	先前序列完成后立即进行，转换延迟 3.5s		
	扫描范围：胸廓入口至上腹		扫描时间：2s
	扫描模式：螺旋	螺距：0.992	
	探测器宽度：80mm	通道数：128	旋转速度：0.28s
	管电压：100kV	管电流：自动 mA	噪声指数：25
	重建层厚：0.625mm	算法：标准	迭代重建率：60%
	辐射剂量　CTDLvol：5.90mGy		DLP：366.34mGy·cm

【影像所见】

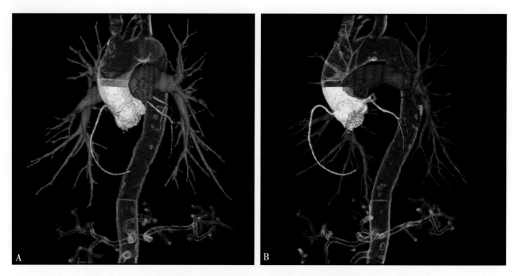

图 2-34　联合检查所得的肺动脉、冠脉和主动脉 VR 重组融合图像

融合图像能方便地显示三组动脉系统的血管情况，有利于观察不同系统之间的血管位置关系

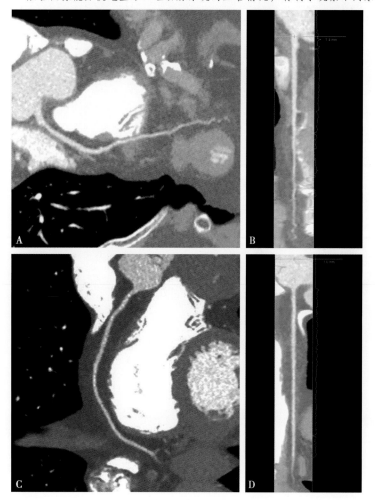

图 2-35　冠脉 CTA 的 MPR 重组图像

显示冠脉主要分支血管的管壁和管腔情况

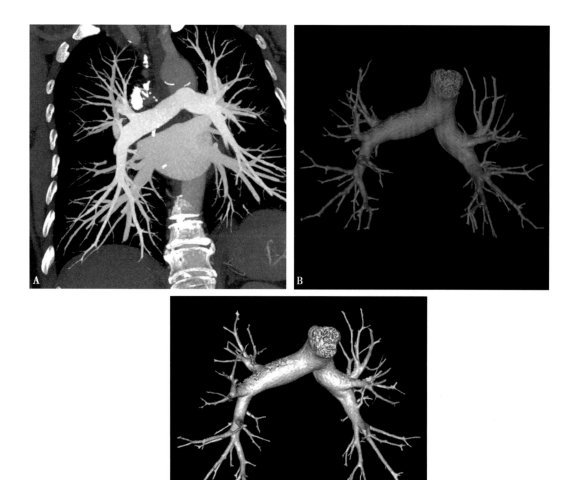

图 2-36　双侧肺动脉 CTA 的 MIP 和 VR 重组图像

显示肺动脉及其分支情况

技术要点

1. 胸痛三联检查需要在尽量短的时间内完成肺动脉栓塞、心脏冠脉疾患和主动脉夹层三类疾病的排除和确诊，才能使患者获得有效且有针对性的救治。

2. 准确把握循环时间、权衡三个部位扫描的启动时间是胸痛三联检查的关键，权衡扫描范围和启动时间，配合调整对比剂应用方案，对改善扫描效果有重要作用。

3. 在实际工作中，要综合考虑患者的临床情况，对于胸痛患者，其循环时间、心输出量等常可能存在明显改变。

4. 根据临床情况判断是否存在明确的检查目的，如针对肺动脉、冠脉或主动脉的检查要求或病史，从而选择有针对性的个性化检查方案。

病例 2-11　肺栓塞：肺动脉+冠脉+主动脉 CTA 三联检查

【临床病史】

男，74 岁，BMI：21.8，右下肢肿胀，疼痛 1 周余。

高血压、冠心病病史，口服阿司匹林，阑尾炎手术史。

【专科查体】

右下肢稍肿胀，张力可，皮温可；左下肢未见异常；双侧股动脉搏动可，双足背动脉搏动可及，胫后动脉搏动可。

【临床诊断】

右下肢深静脉血栓形成；高血压；冠心病。

【实验室检查】

检查项目	数值（正常范围）
血浆蛋白	139.4%（76~135）
白细胞	$5.96×10^9$/L（3.5~9.5）
红细胞	$4.43×10^{12}$/L（4.3~5.8）
血小板	$165×10^9$/L（125~350）
凝血酶原时间	11.3s（8.8~13.8）
D-二聚体	5193.81μg/L（0~500）

【扫描方案】

| 对比剂 | 名称：碘帕醇　浓度：370mgI/ml | 注射速度： | 首先 5ml/s | 剂量：55ml | 共 95ml |
| | | | 然后 3ml/s | 剂量：40ml | |

肺动脉 CTA	延迟方式：自动触发　ROI 位置：肺动脉干　阈值：80HU	
	扫描范围：胸廓入口至双肺下缘	扫描时间：1.3s
	扫描模式：螺旋	螺距：0.992	
	探测器宽度：80mm	通道数：128	旋转速度：0.28s
	管电压：100kV	管电流：自动 mA	噪声指数：25
	重建层厚：0.625mm	算法：标准	迭代重建率：60%
	辐射剂量　CTDLvol：5.90mGy	DLP：219.94mGy·cm	

冠脉 CTA	延迟扫描时间：肺动脉 CTA 后 7s	
	扫描范围：冠脉开口至心底	扫描时间：0.3s
	扫描模式：轴扫	
	探测器宽度：160mm	通道数：256	旋转速度：0.28s
	管电压：100kV	管电流：自动 mA	噪声指数：21
	重建层厚：0.625mm	算法：标准	迭代重建率：70%
	辐射剂量　CTDLvol：6.98mGy	DLP：97.66mGy·cm	

主动脉 CTA	先前序列完成后立即进行，转换延迟 3.5s	
	扫描范围：胸廓入口至上腹	扫描时间：2s
	扫描模式：螺旋	螺距：0.992	
	探测器宽度：80mm	通道数：128	旋转速度：0.28s
	管电压：100kV	管电流：自动 mA	噪声指数：25
	重建层厚：0.625mm	算法：标准	迭代重建率：60%
	辐射剂量　CTDLvol：5.90mGy	DLP：366.34mGy·cm	

【影像所见】

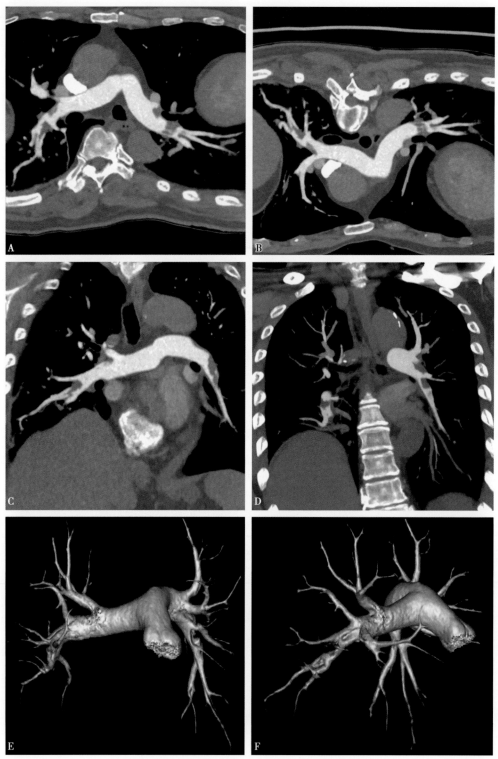

图 2-37　肺动脉 CTA 的 MPR 和 VR 重组图像

左、右肺动脉内均可见栓子

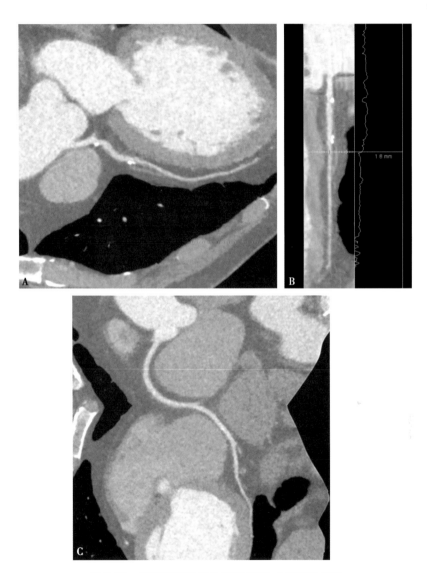

图 2-38　胸痛三联检查的冠脉 CTA 曲面重组图像

左前降支近中段（A、B）、右冠状动脉近中段（C）的局限性部分钙化斑
块，管腔轻度狭窄

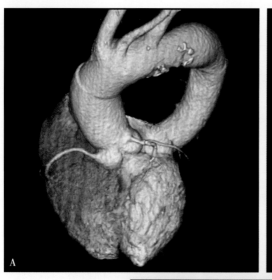
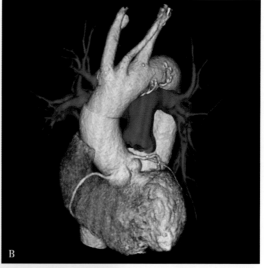
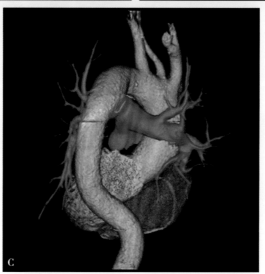

图 2-39　胸痛三联检查的 VR 重组融合图像

同时显示冠脉、主动脉和肺动脉的位置关系

技术要点

　　对于胸痛的肺动脉、冠脉和主动脉三联检查，可以选择不同的单次、两次或三次扫描方案，而三次扫描方案对于设备条件的要求最高。在临床工作中，应结合患者的临床情况、具体的检查目的和要求、CT 设备的情况乃至操作者的熟练程度，选择不同的扫描方案。

（崔　倩　于　静　刘晓斌　葛夕洪）

第 3 章

动脉与静脉成像联合检查

除不同部位的动脉成像外，静脉系统成像也是 CT 血管成像的重要内容，本章主要讨论相同或不同部位的动脉与静脉系统的联合成像。

一、头颈部动静脉联合检查

随着影像技术的飞速发展，脑血管疾病检查手段越来越多。CT 动脉成像（CTA）联合静脉成像（CTV）可同时显示动脉系统的血供与静脉系统的回流情况，更好地评价病变的血流动力学改变。一次注射对比剂，完成头颈部 CTA 和 CTV 检查，不仅节约对比剂用量，合理的扫描方案设置亦可以减少患者接受的辐射剂量。

对于头颈部的动静脉血管检查，由于不同患者的循环时间，特别是静脉回流的时间可能存在较大的差异。推荐进行预注射的检查方案：①首先进行平扫，扫描范围从主动脉弓至头顶部，亦用于血管增强后的剪影处理；②然后预注射 15~20ml 对比剂，延迟 10s，2s 为 1 个周期，连续扫描 15 个周期，在 C3、C4 水平层面选取动、静脉的感兴趣区，测量动脉和静脉峰值时间，以此确定动脉期、静脉期的扫描时间；③之后注射对比剂，总剂量为 1.5ml/kg，注射速率 4.5~5ml/s，管电压 100kV，自动管电流，进行动脉期和静脉期的扫描；④扫描完成后，在工作站进行图像后处理，显示头颈部的动脉和静脉情况。

二、腹部动静脉联合检查

相对于其他脏器，肝脏的血供和静脉更加复杂和重要，具有肝动脉和门静脉双重供血，由肝静脉回流至下腔静脉。目前，肝动脉、门静脉和肝静脉的血管成像，已经成为肝脏手术前评估血管情况和变异的必需检查内容。而对于腹部肝动脉、门静脉及肝静脉的检查，实际临床工作中常常与腹部增强检查同时进行，即在完成不同期相增强检查的同时，也进行腹部不同动脉、静脉的检查。因此，需要兼顾增强检查和不同时期的动静脉检查来进行期相设置，这部分内容可参见第 4 章"CTA 与多期相增强联合检查"。

三、下肢静脉与肺动脉联合检查

近些年，下肢静脉血栓形成的发病率呈上升趋势，研究表明，90% 的肺栓塞来源于下肢深静脉血栓脱落，肺动脉血栓栓塞症（pulmonary thromboembolism，PTE）与下肢深静脉血栓形成（deep venous thrombosis，DVT）二者常同时发病，合称为静脉血栓栓塞症（venous thrombo embolism，VTE）。而下肢静脉血栓形成的症状、体征不典型，临床诊断困难，更多需要依赖影像学检查，因此及时准确的诊断对患者治疗及预后有着重要意义。

肺动脉造影和下肢静脉造影由于有创性且需分别进行，它们在临床应用中受到限制。CT 技术的发展为我们提供了一次无创性进行肺动脉和下肢静脉检查的有效手段，为临床同时、准确评价肺血栓栓塞和下肢深静脉血栓形成提供了客观、有效的依据。对于怀疑深静脉血栓的患者，肺动脉和下肢静脉的联合 CT 成像检查具有重要意义，因为 36.7% 的深静脉血栓患者合并有肺动脉血栓。

多层螺旋 CT 技术的发展为我们提供了新的扫描方案，一次注射对比剂后，在不同时相进行联合深静脉和肺动脉的 CT 成像（CT venography and pulmonary angiography，CTV-PA）。它不仅简化了工作流程，还能够同时评价肺动脉栓塞和腹部、盆腔、下肢静脉有无血栓形成以及栓塞程度与部位。CT 肺动脉成像联合下肢 CTV 检查，不仅诊断肺动脉栓塞的敏感度高；还可清楚地显示下肢静脉、盆腔静脉、髂静脉血栓，尤其在髂-股静脉水平更有优势。而超声虽然能够显示下肢静脉的栓子，但对于盆腔静脉、髂静脉的栓子的敏感度较低。

当前，随着放射卫生防护意识的不断提高，CT 检查所涉及的 X 线电离辐射危害已得到广泛关注。如何控制和减低肺动脉和下肢静脉 CT 联合检查中的辐射剂量，实现低辐射剂量扫描的同时，得到满足诊断要求的高质量图像也是联合检查中方案选择的重要内容。研究表明，100kV 管电压条件下的 CT 静脉成像 DLP 为（1202±273.5）mGy^2·cm，明显低于 120kV 时的（1774.9±426.0）mGy^2·cm，而图像质量无显著性差异。而肺动脉 CTA 检查时，将管电压从 120kV 降至 100kV，可减少 33%~44% 的辐射剂量。此外，降低管电压还提高增强图像的对比。采用低电压和高螺距的扫描方式，可降低 CT 血管检查的辐射剂量，同时不会影响图像质量，甚至在 70~80kV 的条件下，尽管图像有更高的背景噪声，但图像的诊断能力无显著差异。

根据下肢深静脉的成像方式，可分为间接法和直接法两类。

1. 肺动脉与间接法下肢静脉联合检查　间接下肢静脉造影（indirect CT venography）是在肺动脉 CT 成像后，不再应用对比剂，延迟 3~4min 后进行下肢静脉成像的方法。这种检查方案具有快速、单一的优点，不需额外增加对比剂的用量，一次检查可同时获得肺动脉栓塞和下肢深静脉血栓形成的情况，最大限度地显示盆腔及下肢静脉，由于检查时间短，因而也适用于急诊患者。

我们推荐的扫描方案为：高压注射器自肘前静脉注入对比剂 100ml（1.5ml/kg），注射速率 4.0~4.5ml/s，对比剂注射持续时间 25~30s。采用触发方式或预设延迟时间，肺动脉扫描延迟时间为 2.2s，下肢静脉扫描延迟时间为 120~180s。由于下肢扫描范围较大，为提高扫描速度与降低辐射剂量，采用检测器宽度 8cm，重建层厚 1.25mm，层间距 1.25mm 的参数设置。肺动脉扫描范围为主动脉弓水平至膈肌水平，下肢静脉为双肾静脉至足背静脉，扫描方向为头侧到足侧。扫描时间肺动脉为 1.6s，下肢静脉为 5~8s。采用自动毫安自动千伏技术、自适应迭代重建技术降低辐射剂量，同时控制噪声伪影。

2. 直接法下肢静脉成像（direct CT venography）　由于应用对比剂的方式，扫描时间和方法完全不同，直接法下肢静脉成像很难与肺动脉成像进行联合检查，原则上不属联合成像的讨论内容，仅简述其成像方法。直接法下肢静脉成像包括单侧肢体造影法和双侧肢体造影法。为防止对比剂过快由下肢浅静脉回流至深静脉，检查前常需在踝部、膝部或大腿根部适度结扎浅静脉。经足背浅静脉注射对比剂 80ml，注射速率为 2.5ml/s。延迟 25s 后触发扫描，扫描结束后放松止血带。采用曲面重建及三维重建技术显示下肢静脉的情况。

直接法 CTV 由于对比剂直接充盈下肢深静脉，可在血管内维持较高的对比剂浓度，由于对比剂的注入速度较慢，因此下肢深静脉内的有效对比剂浓度维持较长时间，更易显示股、腘静脉的血栓；但是髂总静脉等大血管（特别是大血管汇合处）常出现对比剂的"层流现象"，这与静脉内压力低和血流速度慢有关，易发生假阳性的误诊。间接法 CTV 对于髂外静脉、股静脉和腘静脉血栓诊断的特异性和敏感性均较高。而联合进行的肺动脉和下肢静脉成像减少了对比剂总量，可同时观察双下肢静脉与肺动脉的情况。

随着 CT 技术的不断发展与扫描速度的提高，相同与不同部位的动脉与静脉的联合扫描，包括头颈部动静脉、腹部动脉、门静脉和下腔静脉、盆腔动静脉以及下肢静脉与肺动脉的联合扫描的应用会逐步增多并成为临床的常规检查，不仅可减少患者的对比剂用量，简化扫描过程，同时也获得了病变更完整和丰富的临床信息。

参考文献

1. 许彪，陈刚，韦璐，等. 多层螺旋 CTA 联合 CTV 在肺栓塞及下肢静脉血栓诊断中的应用. 实用放射学杂志，2010，26（2）：237-240.

2. Theodorou SJ, Theodorou DJ, Kakitsubata Y. Sonography and venography of the lower extremities for diagnosing deep vein thrombosis in symptomatic patients. Clin Imaging, 2003, 27（3）：180-183.

3. Fernandez-Canton G, Lopez Vidaur I, Muñoz F, et al. Diagnostic utility of color Doppler ultrasound in lower limb deep vein thrombosis in patients with clinical suspicion of pulmonary thromboembolism. Eur J Radiol, 1994, 19（1）：50-55.

4. Labropoulos N, Leon M, Kalodiki E, et al. Colour flow duplex scanning in suspected acute deep vein thrombosis: experience with routine use. Eur J Vasc Endovasc Surg, 1995, 9（1）：49-52.

5. 张燕，金征宇，齐振红，等. 多层螺旋 CT 肺动脉造影联合静脉造影诊断深静脉血栓的研究. 实用放射学杂志，2006，22（5）：577-580.

6. 王占鳌，袁玉春，朱力，等. CT 肺血管造影联合下肢 CT 静脉造影检查在疑诊下肢深静脉血栓患者中的应用. 实用放射学杂志，2012，28（3）：436-440.

7. Loud PA, Katz DS, Bruce DA, et al. Deep venous thrombosis with suspected pulmonary embolism: detection with combined CT venography and pulmonary angiography. Radiology, 2001, 219（2）：498-502.

8. Stein PD, Fowler SE, Goodman LR, et al. Multidetector computed tomography for acute pulmonary embolism. N Engl J Med, 2006, 354（22）：2317-2327.

9. Harris RW, Andros G, Dulawa LB, et al. Iliofemoral venous obstruction without thrombosis. J Vasc Surg, 1988, 6（6）：594-599.

10. 夏爽，祁吉，雷新玮，等. 16 层螺旋 CT 对肺动脉栓塞及下肢静脉血栓行联合成像的技术优势. 中华放射学杂志，2004，38（11）：1164-1168.

11. Fujikawa A, Matsuoka S, Kuramochi K, et al. Vascular enhancement and image quality of CT venography: comparison of standard and low kilovoltage settings. AJR Am J Roentgenol, 2011, 197（4）：838-843.

12. Heyer CM, Mohr PS, Lemburg SP, et al. Image quality and radiation exposure at pulmonary CT angiography with 100- or 120-kVp protocol: prospective randomized study. Radiology, 2007, 245（2）：577-583.

13. Schueller-Weidekamm C, Schaefer-Prokop CM, Weber M, et al. CT angiography of pulmonary arteries to detect pulmonary embolism: improvement of vascular enhancement with low kilovoltage settings. Radiology, 2006, 241（3）：899-907.

14. Park CK, Choo KS, Jeon UB, et al. Image quality and radiation dose of 128-slice dual-source CT venography using low kilovoltage combined with high-pitch scanning and automatic tube current modulation. Int J Cardiovasc Imaging, 2013, 29 Suppl 1：47-51.

15. 富青. 双能量 CT 肺动脉联合间接下肢静脉造影对静脉栓塞症诊断的临床研究. 华中科技大学，2013.

16. Ciccotosto C, Goodman LR, Washington L, et al. Indirect CT venography following CT pulmonary angiography: spectrum of CT findings. J Thorac Imaging, 2002, 17（1）：18-27.

17. 崔志鹏，马爱红，李天文，等. 64 排螺旋 CT 静脉造影诊断下肢静脉血栓性病变. 中国医学影像学杂志，2006，14（3）：175-179.

18. Ghaye B，Dondelinger RF. Non-traumatic thoracic emergencies：CT venography in an integrated diagnostic strategy of acute pulmonary embolism and venous thrombosis. Eur Radiol，2002，12（8）：1906-1921.

病例 3-1　头颈部 CTA 与 CTV 联合扫描

【临床病史】

女，79 岁，身高 160cm，体重 45kg，肢体麻木 1 天。

既往高血压病史 10 年；冠心病 15 年。

【临床诊断】

急性缺血性脑血管病，不除外颅内外脑血管狭窄。

【实验室检查】

检查项目	数值（正常范围）
纤维蛋白原	2.87g/L（2.0~4.0）
血小板	251×10⁹/L（125~350）
凝血酶原时间	10.60s（8.8~13.8）
凝血酶原百分活度	101%（80~120）
D-二聚体	457.03μg/L（0~500）

【扫描方案】

对比剂	名称：碘帕醇	浓度：370mgI/ml	注射速度：4.5ml/s	剂量：60ml
头颈 CTA	延迟方式：预注射确定（约 17s）			
	扫描范围：主动脉弓至颅顶		扫描时间：2.6s	
	扫描模式：螺旋	螺距：0.992		
	探测器宽度：80mm	通道数：128	旋转速度：0.5s	
	管电压：100kV	管电流：自动 mA	噪声指数：21	
	重建层厚：0.625mm	算法：标准	迭代重建率：50%	
	辐射剂量　CTDLvol：9.06mGy		DLP：352.73mGy·cm	
头颈 CTV	延迟扫描时间：预注射确定（约 28s）			
	扫描范围：颅顶至主动脉弓		扫描时间：2.6s	
	扫描模式：螺旋	螺距：0.992		
	探测器宽度：80mm	通道数：128	旋转速度：0.5s	
	管电压：100kV	管电流：自动 mA	噪声指数：21	
	重建层厚：0.625mm	算法：标准	迭代重建率：50%	
	辐射剂量　CTDLvol：9.06mGy		DLP：352.73mGy·cm	

【影像所见】

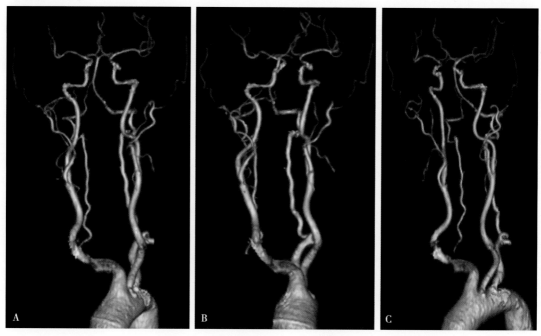

图 3-1　头颈部动脉的 VR 图像

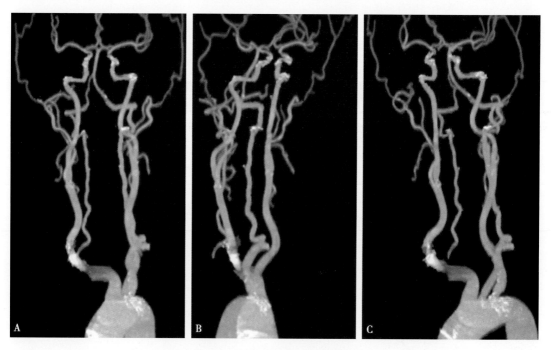

图 3-2　头颈部动脉的 MIP 图像

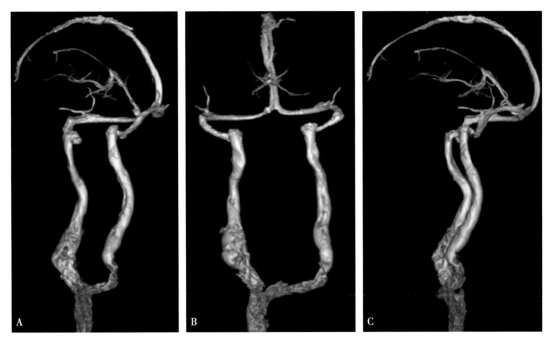

图 3-3　头颈部静脉的 VR 图像

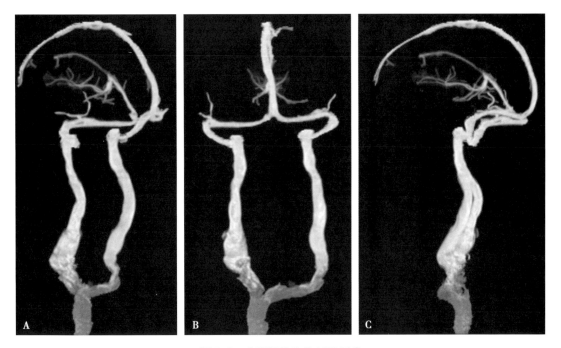

图 3-4　头颈部静脉的 MIP 图像

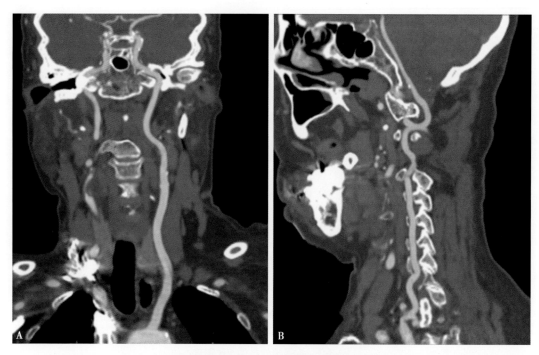

图 3-5　颈动脉和椎动脉的曲面重组图像

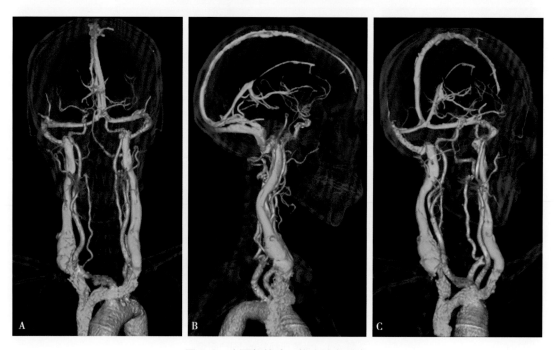

图 3-6　头颈部的动、静脉融合图像

技术要点

　　1. 由于头部动、静脉血流较快，为了获得对比剂充盈良好的头颈部动、静脉血管图像，准确把握患者的头颈部动、静脉对比剂峰值时间是关键。推荐采用预注射少量对比剂的方法，获得患者个性化的动、静脉达峰时间，有利于扫描时相的准确设置，在头颈动脉对比剂峰值时刻扫描头颈 CTA；静脉对比剂峰值时刻扫描头颈 CTV。

　　2. 扫描模式尽量选择螺旋方式，避免使用轴扫，原因在于螺旋扫描连续性好，而多组轴扫，在两次轴扫之间存在移床，使扫描停顿，易造成两次扫描血管内对比剂浓度缺乏一致性，影响图像质量和诊断。

　　3. 采用剪影处理有利于去除颅底骨性结构的干扰，便于血管图像的后处理。而由于需要进行剪影处理，注意对患者头部、体部进行固定，避免扫描过程中患者移动造成剪影效果不良。

病例 3-2　右颈内动脉闭塞：头颈部 CTA 与 CTV 联合扫描

【临床病史】

　　男，75 岁，身高 178cm，体重 80kg，左侧肢体麻木伴口角流涎 1 天。

　　既往糖尿病病史 6 年；冠心病 16 年，冠脉支架术后。

【专科查体】

　　左侧中枢性面舌瘫，左侧肢体肌力减退，左侧面部及肢体痛觉减退。左侧巴宾斯基征阳性。

【临床诊断】

　　急性缺血性脑血管病，不除外颅内外脑血管狭窄。

【实验室检查】

检查项目	数值（正常范围）
纤维蛋白原	3.25g/L（2.0~4.0）
血小板	$204×10^9$/L（125~350）
凝血酶原时间	11.30s（8.8~13.8）
凝血酶原百分活度	81%（80~120）
D-二聚体	404.01μg/L（0~500）

【扫描方案】

对比剂	名称：碘帕醇	浓度：370mgI/ml	注射速度：4.5ml/s	剂量：60ml
头颈 CTA	延迟方式：预注射确定（约 17s）			
	扫描范围：主动脉弓至颅顶		扫描时间：2.6s	
	扫描模式：螺旋	螺距：0.992		
	探测器宽度：80mm	通道数：128	旋转速度：0.5s	
	管电压：100kV	管电流：自动 mA	噪声指数：21	
	重建层厚：0.625mm	算法：标准	迭代重建率：50%	
	辐射剂量 CTDLvol：9.06mGy		DLP：352.73mGy·cm	
头颈 CTV	延迟扫描时间：预注射确定（约 28s）			
	扫描范围：颅顶至主动脉弓		扫描时间：2.6s	
	扫描模式：螺旋	螺距：0.992		
	探测器宽度：80mm	通道数：128	旋转速度：0.5s	
	管电压：100kV	管电流：自动 mA	噪声指数：21	
	重建层厚：0.625mm	算法：标准	迭代重建率：50%	
	辐射剂量 CTDLvol：9.06mGy		DLP：352.73mGy·cm	

【影像所见】

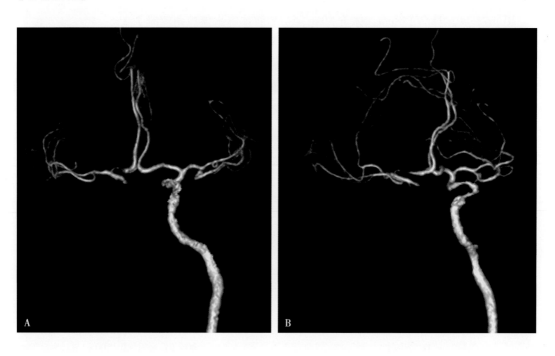

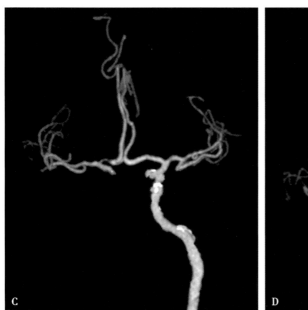
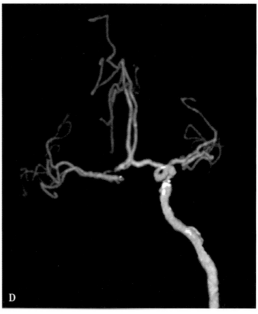

图 3-7　头颈部动脉 VR 和 MIP 图像

显示右侧颈内动脉闭塞

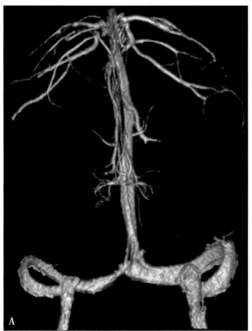
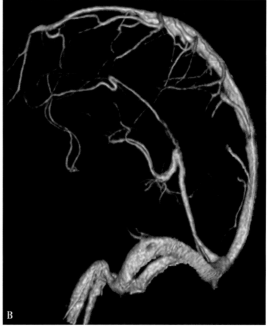

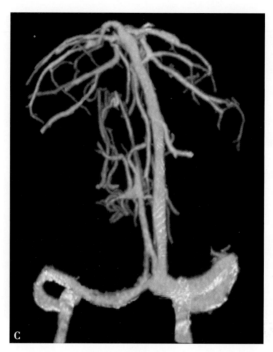

图 3-8 联合采集的头部静脉系统图像

头部静脉回流未见异常

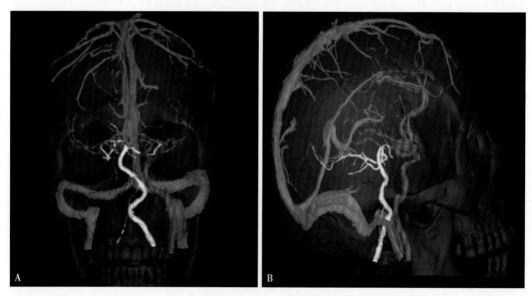

图 3-9 头部动静脉的融合图像

右侧颈内动脉闭塞，右侧椎动脉纤细

技术要点

头颈部动静脉联合扫描，推荐预注射扫描确定颈部动静脉的循环时间，团注 10ml 对比剂 10s 后，在第 3~4 颈椎水平进行连续扫描，每 2s 1 帧，每层扫描时间 1s，间隔时间 1s，共扫描 15 帧。这样可得到在 10s 至 45s 时间内的颈部动、静脉对比剂流入时间，从而确定动脉期、静脉期的扫描时间。

病例 3-3　肝动脉、门静脉和肝静脉联合扫描

【临床病史】

女，65 岁，身高 160cm，体重 65kg，腹痛 2 天，加重 1 天入院。

既往肝硬化、冠心病 8 年。

【专科查体】

头颅无畸形，颈软，双侧胸廓对称，腹软，肝、脾肋下未触及。

了解肝脏血供情况。

【扫描方案】

对比剂	名称：碘帕醇	浓度：370mgI/ml	注射速度：4.5ml/s	剂量：75ml
动脉期	延迟方式：自动触发　　ROI 位置：腹主动脉　　阈值：150HU			
	扫描范围：膈顶至髂前上棘		扫描时间：2.1s	
	扫描模式：螺旋	螺距：0.992		
	探测器宽度：80mm	通道数：128	旋转速度：0.5s	
	管电压：120kV	管电流：自动 mA	噪声指数：21.0	
	重建层厚：0.625mm	算法：标准	迭代重建率：50%	
	辐射剂量　CTDLvol：15.10mGy		DLP：564.28mGy·cm	
门静脉流入期	动脉期后 15s			
	扫描范围：髂前上棘至膈顶		扫描时间：2.1s	
	扫描模式：螺旋	螺距：0.992		
	探测器宽度：80mm	通道数：128	旋转速度：0.5s	
	管电压：120kV	管电流：自动 mA	噪声指数：21.0	
	重建层厚：0.625mm	算法：标准	迭代重建率：50%	
	辐射剂量　CTDLvol：15.10mGy		DLP：564.28mGy·cm	

（接下页）

（接上页）

门静脉期	门静脉流入期后 20s		
	扫描范围：膈顶至髂前上棘		扫描时间：2.1s
	扫描模式：螺旋	螺距：0.992	
	探测器宽度：80mm	通道数：128	旋转速度：0.5s
	管电压：120kV	管电流：自动 mA	噪声指数：21.0
	重建层厚：0.625mm	算法：标准	迭代重建率：50%
	辐射剂量　CTDLvol：15.10mGy		DLP：564.28mGy·cm
静脉期	门静脉期后 150s		
	扫描范围：膈顶至髂前上棘		扫描时间：2.1s
	扫描模式：螺旋	螺距：0.992	
	探测器宽度：80mm	通道数：128	旋转速度：0.5s
	管电压：120kV	管电流：自动 mA	噪声指数：10.0
	重建层厚：5mm	算法：标准	迭代重建率：50%
	辐射剂量　CTDLvol：8.41mGy		DLP：281.91mGy·cm

【影像所见】

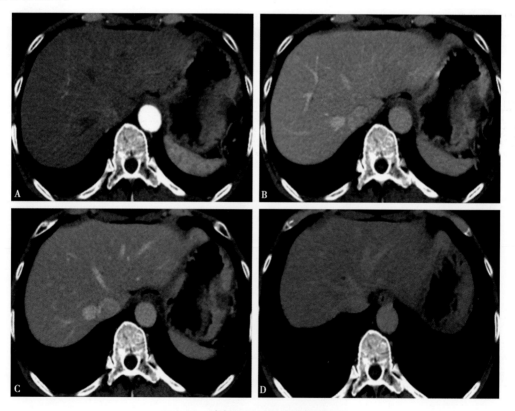

图 3-10　腹部不同时期的横断面图像

显示肝动脉、门静脉流入期、门静脉期和平衡期的依次强化过程，所示肝实质、肝动脉、门静脉和肝静脉系统未见异常

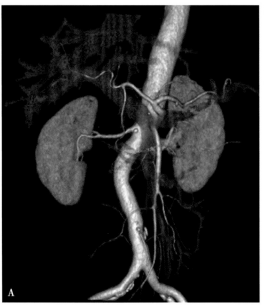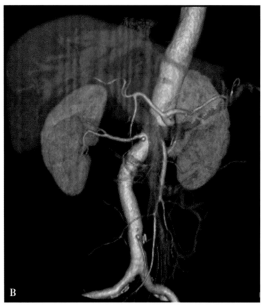

图 3-11　腹部肝动脉、门静脉和肝静脉的 VR 融合图像

技术要点

　　肝脏由肝动脉和门静脉双重供血，经肝静脉回流至下腔静脉。肝脏这类多重血供系统成像与检查的关键是准确把握对比剂的峰值时间。对于肝动脉的检查，可以采用阈值触发方式，也可以根据经验设定在注射对比剂后 20s 左右；而对于门静脉和肝静脉则不能采用触发方式，门静脉的流入时间在注射对比剂 35～40s，即门静脉流入期，这个时间点门静脉密度增高，而周围邻近的肝实质尚未强化，二者具有最大的密度差，恰是进行门静脉 CTA 的最佳时间点；而肝静脉情况与前两者有所不同，对比剂经肝实质及血窦回流入肝静脉，肝静脉密度的增高也伴随着邻近肝实质的强化，二者的密度差值在一段时间内差别不大，这样对于肝静脉成像，时间点选择的影响并不像前两者大。

　　此外，上述循环时间还会受到对比剂的注射速度、注射总量、患者个体循环时间和肝脏疾病情况的影响，应根据具体情况选择合理的检查时间点和参数设置。

病例 3-4　门静脉栓塞：肝动脉、门静脉和肝静脉联合扫描

【临床病史】

　　男，58 岁，身高 175cm，体重 75kg，腹部疼痛 1 个月，加重 1 天入院。

　　既往高血压病史 4 年。

【专科查体】

　　腹部平坦，肝区压痛，无反跳痛。

【临床诊断】

　　门静脉血栓？

【扫描方案】

对比剂	名称：碘帕醇	浓度：370mgI/ml	注射速度：4.5ml/s	剂量：75ml
动脉期	延迟方式：自动触发　　ROI 位置：腹主动脉　　阈值：150HU			
	扫描范围：膈顶至髂前上棘		扫描时间：2.1s	
	扫描模式：螺旋	螺距：0.992		
	探测器宽度：80mm	通道数：128	旋转速度：0.5s	
	管电压：120kV	管电流：自动 mA	噪声指数：21.0	
	重建层厚：0.625mm	算法：标准	迭代重建率：50%	
	辐射剂量　CTDLvol：15.10mGy		DLP：564.28mGy·cm	
门静脉流入期	动脉期后 15s			
	扫描范围：髂前上棘至膈顶		扫描时间：2.1s	
	扫描模式：螺旋	螺距：0.992		
	探测器宽度：80mm	通道数：128	旋转速度：0.5s	
	管电压：120kV	管电流：自动 mA	噪声指数：21.0	
	重建层厚：0.625mm	算法：标准	迭代重建率：50%	
	辐射剂量　CTDLvol：15.10mGy		DLP：564.28mGy·cm	
门静脉期	门静脉流入期后 20s			
	扫描范围：膈顶至髂前上棘		扫描时间：2.1s	
	扫描模式：螺旋	螺距：0.992		
	探测器宽度：80mm	通道数：128	旋转速度：0.5s	
	管电压：120kV	管电流：自动 mA	噪声指数：21.0	
	重建层厚：0.625mm	算法：标准	迭代重建率：50%	
	辐射剂量　CTDLvol：15.10mGy		DLP：564.28mGy·cm	
静脉期	门静脉期后 150s			
	扫描范围：膈顶至髂前上棘		扫描时间：2.1s	
	扫描模式：螺旋	螺距：0.992		
	探测器宽度：80mm	通道数：128	旋转速度：0.5s	
	管电压：120kV	管电流：自动 mA	噪声指数：10.0	
	重建层厚：5mm	算法：标准	迭代重建率：50%	
	辐射剂量　CTDLvol：8.41mGy		DLP：281.91mGy·cm	

【影像所见】

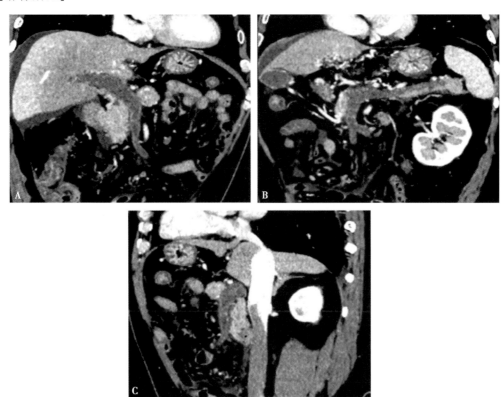

图 3-12　门静脉的 MPR 重组图像

显示门静脉主干、分支以及脾静脉、肠系膜上静脉内的充盈缺损

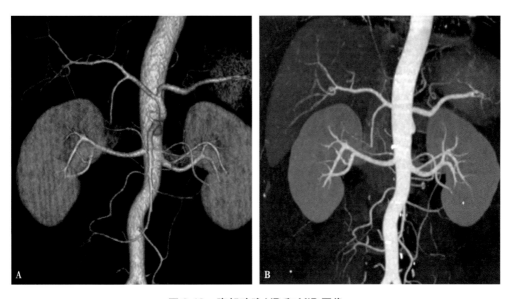

图 3-13　腹部动脉 VR 和 MIP 图像

肝动脉系统未见异常

技术要点

　　对于肝脏的检查，在实际临床工作中，除需要进行肝动脉、门静脉和肝静脉血管系统的检查外，还同时需要进行肝实质的多期相增强检查。这样，就要求我们在进行扫描方案设置时，既要考虑不同血管系统强化最佳的时间点进行相应的 CT血管检查，又要兼顾肝实质强化的不同阶段；而血管强化的时间点与肝实质强化的最佳时间点也存在一定的差别。对于血管成像和多期增强检查的联合设置，我们将在下一章中进行讨论。

病例 3-5　肾癌：肾动脉、肾静脉联合扫描

【临床病史】

　　女，77 岁，身高 160cm，体重 65kg，头晕 6 天，加重 1 天入院。

　　既往高血压病史 50 年；冠心病 10 年。

【专科查体】

　　腹软，肝、脾肋下未触及。腹部超声提示左肾肿物。

【临床诊断】

　　左肾肿物。

【实验室检查】

尿常规	数值（正常范围）
尿红细胞/HPF	3 个/HPF
尿红细胞	17.5/μl（0~30.7）
尿潜血	阴性

【扫描方案】

对比剂	名称：碘帕醇	浓度：370mgI/ml	注射速度：4.5ml/s	剂量：75ml
皮质期（动脉期）	延迟方式：自动触发	ROI 位置：腹主动脉	阈值：150HU	
	扫描范围：膈顶至髂前上棘			扫描时间：2.1s
	扫描模式：螺旋	螺距：0.992		
	探测器宽度：80mm	通道数：128	旋转速度：0.5s	
	管电压：120kV	管电流：自动 mA	噪声指数：21.0	
	重建层厚：0.625mm	算法：标准	迭代重建率：50%	
	辐射剂量　CTDIvol：13.41mGy		DLP：448.91mGy·cm	

（接下页）

（接上页）

髓质期（静脉期）	动脉期后 30s		
	扫描范围：膈顶至髂前上棘		扫描时间：2.1s
	扫描模式：螺旋	螺距：0.992	
	探测器宽度：80mm	通道数：128	旋转速度：0.5s
	管电压：120kV	管电流：自动 mA	噪声指数：25.0
	重建层厚：0.625mm	算法：标准	迭代重建率：50%
	辐射剂量　CTDLvol：13.43mGy		DLP：447.91mGy·cm
肾盂期	静脉期后 200s		
	扫描范围：膈顶至髂前上棘		扫描时间：2.1s
	扫描模式：螺旋	螺距：0.992	
	探测器宽度：80mm	通道数：128	旋转速度：0.5s
	管电压：120kV	管电流：自动 mA	噪声指数：25.0
	重建层厚：0.625mm	算法：标准	迭代重建率：50%
	辐射剂量　CTDLvol：13.45mGy		DLP：448.91mGy·cm

【影像所见】

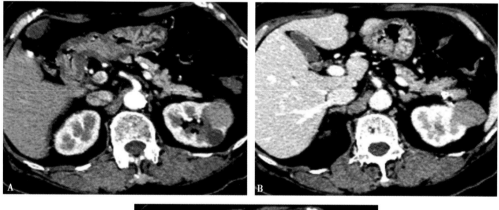

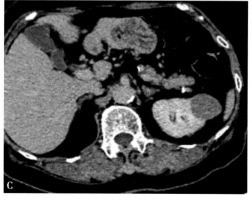

图 3-14　肾脏的多期相增强图像

左肾外凸性肿物，呈不均匀强化

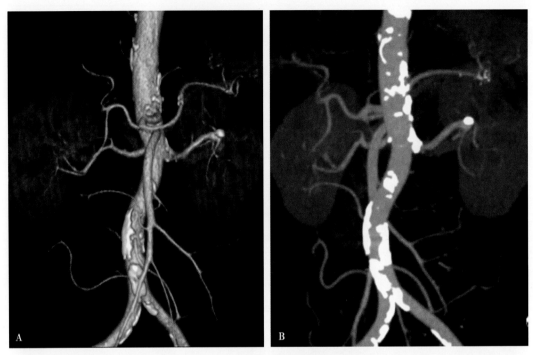

图 3-15　肾动脉与腹腔内动脉的 CTA 图像

腹主动脉、肾动脉和脾动脉可见多发硬化斑块

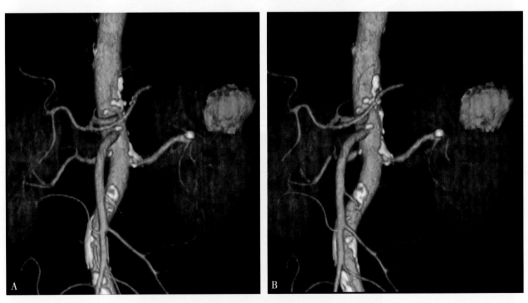

图 3-16　腹部 CTA 和肾脏病灶的 VR 融合图像

显示肾脏的供血动脉与左肾肿块的位置关系

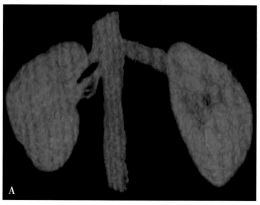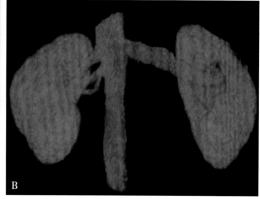

图 3-17　肾静脉与下腔静脉的 CT 成像

显示右肾的副肾静脉

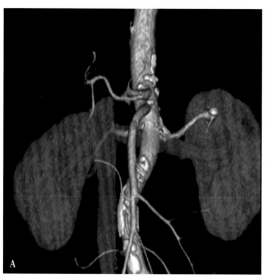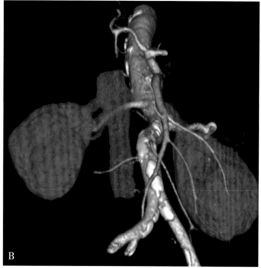

图 3-18　肾脏动、静脉的 VR 融合图像

显示双侧肾脏的动脉与静脉，并可见右侧副肾静脉

技术要点

　　对于其他腹部实质脏器的动脉与静脉联合检查，与肝脏的检查相比，相对要简单，但也有类似之处：

　　1. 对于时间点的选择，动脉血管的检查可以采用阈值触发方式，腹腔内动脉的流入时间差别不大，在注射对比剂后 20s 左右；而静脉系统的情况与肝静脉类似，由于对比剂经实质回流至静脉系统，实质脏器与静脉之间的密度差在一段时间内差别不大，时间点的选择要求不如动脉系统严格，静脉的强化程度受对比剂总量的影响较大。

　　2. 实际临床工作中，在进行动脉和静脉血管系统的检查同时，还需要进行实质脏器的多期相增强检查。这样，既要考虑不同血管系统强化最佳的时间点，又要兼顾肝实质强化的不同阶段。血管成像和多期增强检查的联合设置，我们将在下一章中进行讨论。

病例 3-6　盆腔髂血管的 CTA 与 CTV 联合扫描

【临床病史】

男，59 岁，右下肢胀痛 6 天，加重 3 天。

既往前列腺癌 1 年；左下肢深静脉血栓病史 1 年。

【专科查体】

右下肢胀痛明显，张力高，皮温较对侧高。下肢血管超声提示，双下肢深静脉血栓形成。

【临床诊断】

下肢深静脉血栓形成，前列腺恶性肿瘤。

【实验室检查】

检查项目	数值（正常范围）
纤维蛋白原	5.15g/L（2.0~4.0）
凝血酶原时间	16.30s（8.8~13.8）
凝血酶原百分活度	45%（80~120）
D-二聚体	6293.260μg/L（0~500）
血小板	367×10^9/L（125~350）

【扫描方案】

对比剂	名称：碘帕醇	浓度：370mgI/ml	注射速度：4.5ml/s	剂量：75ml
动脉期	延迟方式：自动触发　　ROI 位置：腹主动脉　　阈值：150HU			
	扫描范围：髂前上棘至耻骨联合下缘			扫描时间：2.1s
	扫描模式：螺旋	螺距：0.992		
	探测器宽度：80mm	通道数：128		旋转速度：0.5s
	管电压：120kV	管电流：自动 mA		噪声指数：21.0
	重建层厚：0.625mm	算法：标准		迭代重建率：50%
	辐射剂量　CTDLvol：8.78mGy		DLP：285.91mGy·cm	
静脉期	动脉期后 30s			
	扫描范围：髂前上棘至耻骨联合下缘			扫描时间：2.1s
	扫描模式：螺旋	螺距：0.992		
	探测器宽度：80mm	通道数：128		旋转速度：0.5s
	管电压：120kV	管电流：自动 mA		噪声指数：25.0
	重建层厚：0.625mm	算法：标准		迭代重建率：50%
	辐射剂量　CTDLvol：8.78mGy		DLP：285.91mGy·cm	

（接下页）

（接上页）

平衡期	静脉期后 200s		
	扫描范围：髂前上棘至耻骨联合下缘		扫描时间：2.1s
	扫描模式：螺旋	螺距：0.992	
	探测器宽度：80mm	通道数：128	旋转速度：0.5s
	管电压：120kV	管电流：自动 mA	噪声指数：25.0
	重建层厚：0.625mm	算法：标准	迭代重建率：50%
	辐射剂量　CTDLvol：8.78mGy		DLP：285.91mGy·cm

【影像所见】

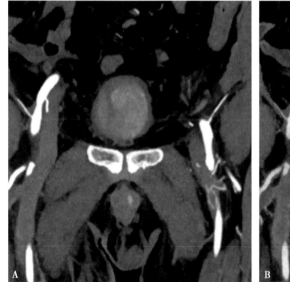
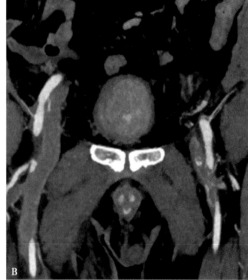
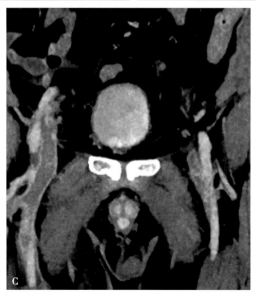

图 3-19　盆腔增强 CT 的 MPR 图像

双侧髂总静脉、右侧髂外静脉内可见充盈缺损

93

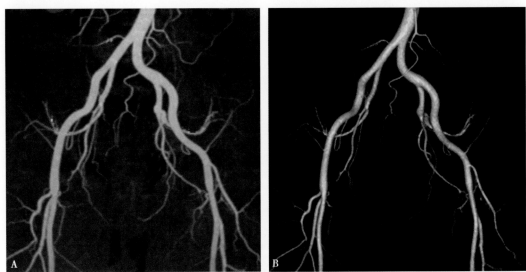

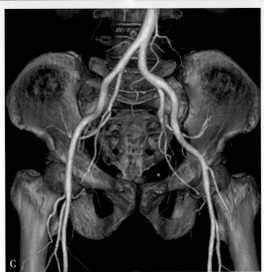

图 3-20　盆腔动脉 CTA 图像

显示双侧髂动脉血管

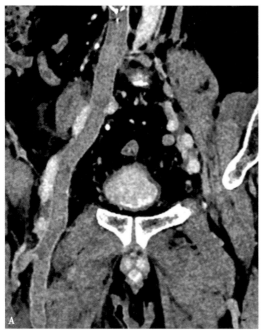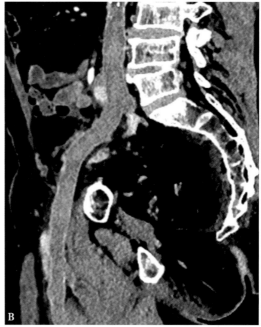

图 3-21 盆腔静脉的曲面重组图像

右侧髂总静脉、髂外静脉内全程充盈缺损

病例 3-7 肺动脉 CTA 与下肢 CTV 联合扫描（一）

【临床病史】

男，64 岁，在外院发现双肺动脉局部栓塞伴右下肢深静脉血栓 1 个月余，未行溶栓治疗，行下腔静脉滤器治疗。

高血压病史 2 年。

【专科查体】

双肺呼吸音粗，心音有力，腹软，肝、脾肋下未触及。右下肢轻度肿胀，张力高，皮色可，皮温较对侧稍高。双胫后动脉未及动脉搏动。

【临床诊断】

肺栓塞伴右下肢静脉血栓。

【实验室检查】

检查项目	数值（正常范围）
血小板	$205×10^9/L$（125～350）
纤维蛋白原	4.15g/L（2.0～4.0）
凝血酶原时间	39.40s（8.8～13.8）
INR（国际标准化比值）	1.64（0.80～1.20）
凝血酶原百分活度	37%（80～120）
D-二聚体	773.31μg/L（0～500）
抗凝血酶Ⅲ	128%（77～123）

【扫描方案】

对比剂	名称：碘帕醇	浓度：370mgI/ml	注射速度：4.5ml/s	剂量：100ml
肺动脉CTA	延迟方式：自动触发	ROI位置：肺动脉主干	阈值：150HU	
	扫描范围：胸廓入口至双侧肋膈角		扫描时间：1.6s	
	扫描模式：螺旋	螺距：0.992		
	探测器宽度：80mm	通道数：128	旋转速度：0.35s	
	管电压：100kV	管电流：自动mA	噪声指数：22.0	
	重建层厚：0.625mm	算法：标准	迭代重建率：50%	
	辐射剂量　CTDLvol：6.35mGy		DLP：231.75mGy·cm	
肺静脉CTV	先前序列完成后立即进行，转换延迟3.7s			
	扫描范围：双侧肋膈角至胸廓入口		扫描时间：1.6s	
	扫描模式：螺旋	螺距：0.992		
	探测器宽度：80mm	通道数：128	旋转速度：0.35s	
	管电压：100kV	管电流：自动mA	噪声指数：22.0	
	重建层厚：0.625mm	算法：标准	迭代重建率：50%	
	辐射剂量　CTDLvol：6.35mGy		DLP：231.75mGy·cm	
下肢CTV	静脉期后180s			
	扫描范围：髂嵴至足底		扫描时间：8s	
	扫描模式：螺旋	螺距：0.992		
	探测器宽度：80mm	通道数：128	旋转速度：0.5s	
	管电压：100kV	管电流：自动mA	噪声指数：22.0	
	重建层厚：0.625mm	算法：标准	迭代重建率：50%	
	辐射剂量　CTDLvol：6.33mGy		DLP：797.71mGy·cm	

【影像所见】

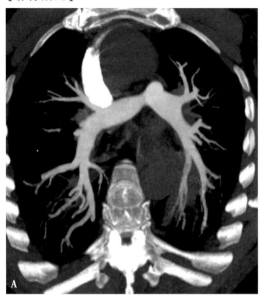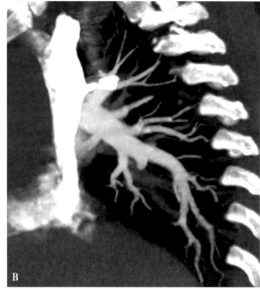

图 3-22　肺动脉 CTA 图像

显示双肺动脉主干及诸分支，未见充盈缺损

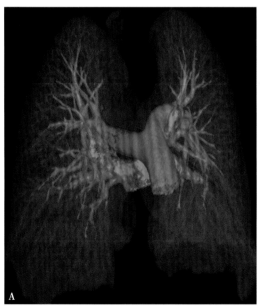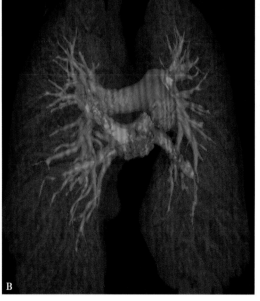

图 3-23　肺动、静脉融合图像

显示双肺动、静脉主干及诸分支，未见充盈缺损

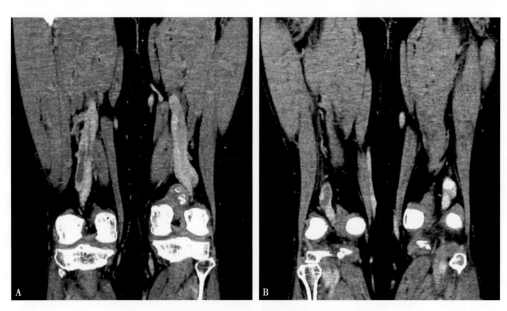

图 3-24　下肢静脉的 MPR 图像

右侧腘静脉至股静脉可见充盈缺损

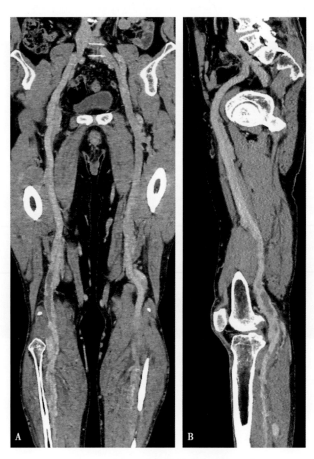

图 3-25　双侧下肢静脉的曲面重组图像

右侧腘静脉至股静脉内可见充盈缺损

技术要点

　　肺动脉 CTA 联合下肢 CTV 扫描，能够同时获得肺动脉和下肢静脉的情况，操作比较简单，即使危重症患者，也能够完成检查。多层螺旋 CT 间接法静脉造影对腘静脉-股静脉段诊断有很高的准确性，特别是能显示腹盆腔静脉及下腔静脉情况，并可用于滤器后的复查，了解血栓情况，并能发现 DVT 外的其他病变，有助于静脉血栓栓塞的快速、准确诊断。

　　从肘静脉注射造影剂后，肺动脉扫描可以采用自动触发方式，6~7s 内会达到峰值；而后对比剂进入全身血液系统循环，120~180s 后可以进行下肢深静脉的扫描，观察静脉系统是否存在栓子。

病例 3-8　肺栓塞：肺动脉 CTA 与下肢 CTV 联合扫描

【临床病史】

　　男，70 岁，心悸、咳嗽、胸闷伴憋气 10 天余。

【专科查体】

　　双肺呼吸音粗，心音有力，腹软，肝、脾肋下未触及，双下肢不肿。心脏超声提示肺动脉高压。双下肢血管超声，双下肢动脉内膜增厚伴多发小斑块形成。

【临床诊断】

　　肺栓塞？

【实验室检查】

检查项目	数值（正常范围）
血小板	$207×10^9$/L（125~350）
纤维蛋白原	3.29g/L（2.0~4.0）
凝血酶原时间	18.50s（8.8~13.8）
INR（国际标准化比值）	1.63（0.80~1.20）
凝血酶原百分活度	38%（80~120）
部分凝血酶时间	49.7s（26~42）
D-二聚体	1714.98μg/L（0~500）

【扫描方案】

对比剂	名称：碘帕醇	浓度：370mgI/ml	注射速度：4.5ml/s	剂量：100ml
肺动脉 CTA	延迟方式：自动触发	ROI 位置：肺动脉主干	阈值：150HU	
	扫描范围：胸廓入口至双侧肋膈角		扫描时间：2s	
	扫描模式：螺旋	螺距：0.992		
	探测器宽度：80mm	通道数：128	旋转速度：0.5s	
	管电压：100kV	管电流：自动 mA	噪声指数：22.0	
	重建层厚：0.625mm	算法：标准	迭代重建率：50%	
	辐射剂量　CTDLvol：6.84mGy		DLP：283.57mGy·cm	
下肢 CTA	静脉期后 180s			
	扫描范围：髂嵴至足底		扫描时间：8s	
	扫描模式：螺旋	螺距：0.992		
	探测器宽度：80mm	通道数：128	旋转速度：0.5s	
	管电压：100kV	管电流：自动 mA	噪声指数：22.0	
	重建层厚：0.625mm	算法：标准	迭代重建率：50%	
	辐射剂量　CTDLvol：6.33mGy		DLP：797.71mGy·cm	

【影像所见】

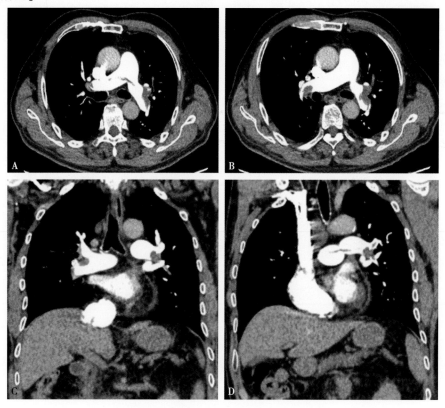

图 3-26　肺动脉的横断与冠状 MPR 图像

双肺动脉主干及诸分支可见充盈缺损影，肺动脉主干可见骑跨性栓子

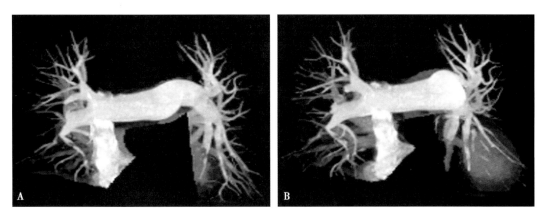

图 3-27　肺动脉 CTA 的 MIP 重组图像

双下肺动脉分支内可见不规则充盈缺损

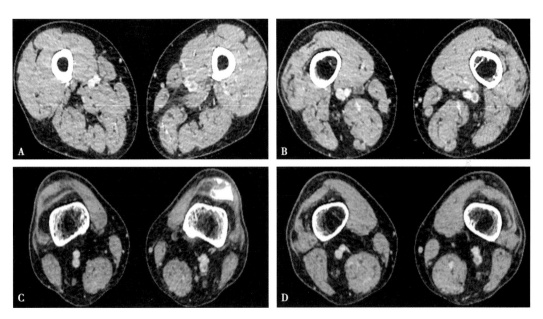

图 3-28　下肢静脉 CTV 的横断图像

左侧腘静脉至股静脉内可见多发充盈缺损

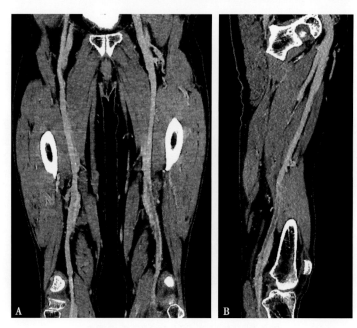

图 3-29　下肢静脉 CTV 的曲面重组图像

左侧腘静脉至股静脉内可见多发充盈缺损

病例 3-9　肺动脉 CTA 与下肢 CTV 联合扫描（二）

【临床病史】

女，83 岁，间断面部、四肢皮疹 3 年，加重 1 周。

既往冠心病、高血压病史。30 年前因子宫肌瘤行子宫切除术。

【专科查体】

双肺呼吸音粗，心音有力，腹软，肝、脾肋下未触及。双下肢不肿。

【临床诊断】

皮肌炎、肺动脉高压。

【实验室检查】

检查项目	数值（正常范围）
血小板	$123×10^9$/L（125～350）
纤维蛋白原	3.53g/L（2.0～4.0）
凝血酶原时间	10.80s（8.8～13.8）
INR（国际标准化比值）	0.96（0.80～1.20）
凝血酶原百分活度	97%（80～120）
部分凝血酶时间	27.1s（26～42）
D-二聚体	1645.81μg/L（0～500）

【扫描方案】

对比剂	名称：碘帕醇	浓度：370mgI/ml	注射速度：4.5ml/s	剂量：100ml
肺动脉 CTA	延迟方式：自动触发　ROI 位置：肺动脉主干　阈值：150HU			
	扫描范围：胸廓入口至双侧肋膈角		扫描时间：2s	
	扫描模式：螺旋	螺距：0.992		
	探测器宽度：80mm	通道数：128	旋转速度：0.5s	
	管电压：100kV	管电流：自动 mA	噪声指数：22.0	
	重建层厚：0.625mm	算法：标准	迭代重建率：50%	
	辐射剂量　CTDLvol：6.84mGy		DLP：283.57mGy·cm	
下肢 CTA	静脉期后 180s			
	扫描范围：髂峰至足底		扫描时间：8s	
	扫描模式：螺旋	螺距：0.992		
	探测器宽度：80mm	通道数：128	旋转速度：0.5s	
	管电压：100kV	管电流：自动 mA	噪声指数：22.0	
	重建层厚：0.625mm	算法：标准	迭代重建率：50%	
	辐射剂量　CTDLvol：6.33mGy		DLP：797.71mGy·cm	

【影像所见】

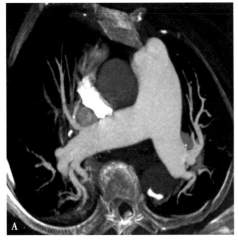
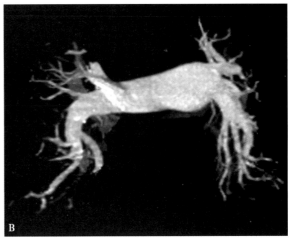

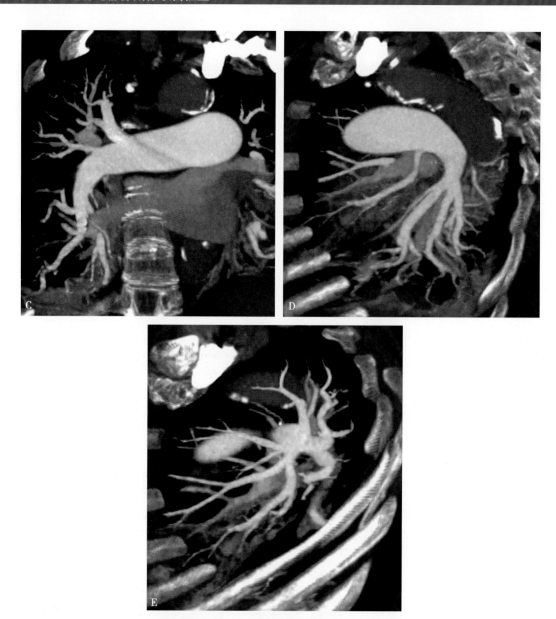

图 3-30　肺动脉 CTA 图像

双侧肺动脉主干及诸分支未见充盈缺损

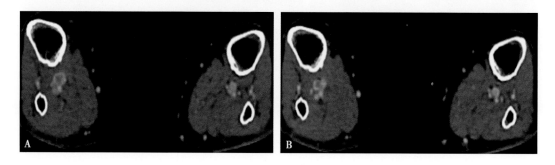

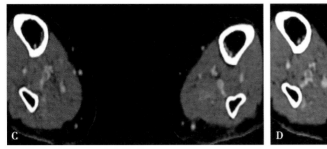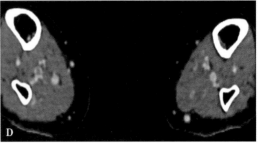

图 3-31　下肢静脉 CTV 的横断图像

右侧腘静脉、胫前静脉内可见充盈缺损

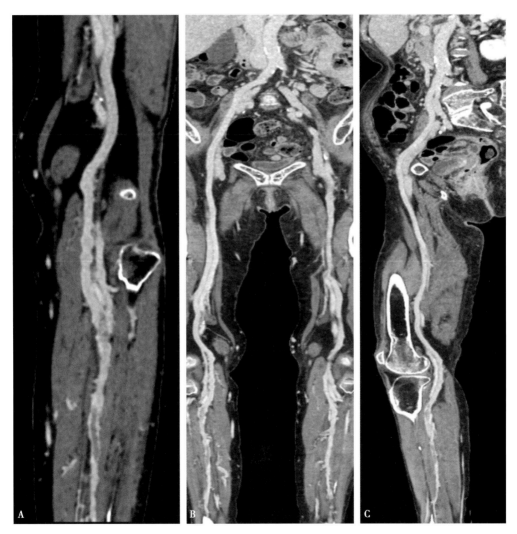

图 3-32　下肢静脉 CTV 的曲面重组图像

右侧腘静脉、胫前静脉内可见充盈缺损

（于文娟　屈　谨　郭　瑜　展　影　雷新纬）

第 4 章

Chapter 4

CT 血管成像与多期相增强联合检查

　　目前临床 CT 血管成像（computed tomographic angiography，CTA）的检查数量明显增多，而同时进行 CTA 和增强联合检查已很常见。多期相增强 CT 扫描根据检查器官的血供特点，在注射对比剂后的不同时期对靶器官进行多次扫描，从而观察器官内病变的血供情况，已成为脏器病变评价和定性的主要方法；CT 血管成像则是在目标血管的峰值时刻进行扫描，从而观察血管的管壁与腔内情况。虽然二者都是在注射对比剂后进行不同期相和时间的扫描，但是二者的检查目的并不相同，前者更注重实质脏器的强化阶段；而后者更侧重供血或引流血管的强化峰值，或者说最佳的 CTA 时相应是供血动脉与周边脏器最大对比剂差异的时相，这样实际上二者的强化时相选择还存在一定的不同。

　　随着检查技术的飞速进展，临床对影像的要求也在逐渐提高，实际工作中，我们常需要同时对脏器结构及病变进行观察，还需要同时注意血管变异、伴随血管疾病的存在及病变与血管间的关系，为下一步治疗方案的制定提供全面信息。因此，需要同时进行多期相增强 CT，还要同时兼顾 CT 血管成像，但是二者的检查目的和最佳时相并不完全相同，在同时进行二者的联合检查时，如何更好地进行期相设置是本章要讨论的内容。

》一、CT 血管成像检查

　　CTA 是指在静脉注射对比剂后，在靶血管内对比剂浓度达到高峰时间时进行图像采集，经后期处理形成靶血管的二维或三维立体影像，对血管变异、血管疾病及显示病变和血管的关系具有重要价值。目前确定 CTA 扫描延迟时间的方法主要有经验延迟法、小剂量预实验法和阈值自动触发技术。经验延迟法最为简单常用，但是忽略了个体循环的差异，不能确保所有检查者的图像质量；小剂量预实验法虽然能够实现检查的个体化设置，但是增加了受检者的对比剂用量、辐射剂量和检查的复杂性，临床中较少使用；阈值自动触发技术是在主动脉内放置感兴趣区，注射对比剂后进行低剂量同层动态扫描，当兴趣区内 CT 值达到预设的浓度时启动扫描，从而保证在靶血管的峰值时刻进行图像采集，实现延迟时间的个体化且操作方便，目前在临床中广泛使用。

　　临床上常见 CTA 检查部位，包括头颈部、胸部、腹盆部及四肢动脉成像。由于头颈部及四肢均为单血供器官，血流动力学因素相对简单，扫描过程中血管峰值时刻捕捉相对容易。而肝脏具有双重血供系统，血流动力学相对复杂，本章内容就以肝脏 CTA 的检查方案设置进行探讨。肝动脉血管成像从动脉早期到动脉晚期大约在注射对比剂后的 18 ~ 34s，相对较长，但动脉晚期有大量对比剂经动脉进入由动脉所供血的组织和器官内，降低了靶血管与周围脏器的对比剂浓度差异，影响动脉细小分支的显示与观察。此外，动脉晚期还会出现静脉系统的显像和污染。因此，最佳的肝动脉血管成像应在动脉早期进行，采集时间较增强检查的动脉期要早，肝动脉约在对比剂注射后 18 ~ 25s 开始扫描。门静脉及肝静脉的显影时间均较长，通常门静脉血管成像多选择注射对比剂后 40s 开始扫描，此时对比剂处于门静脉流入阶段，肝实质强化尚不明显，门静脉与肝实质间有最大的 CT 值差异。肝静脉血管成像多选择对比剂注射后 65 ~ 75s 开始扫描，可根据患者的循环情况进行适当调整。

二、多期相增强 CT 检查

多期相增强 CT 检查是评价脏器病变的血供情况，更好地显示病灶特征以及进行定性诊断的检查技术。头颈部及胸部病变多采用两期增强检查，根据经验时间进行扫描。腹盆部病变中，增强检查通常采用三期增强，包括动脉期（20s）、静脉期（60s）和平衡期（200s）。例如，对于双重血供的肝脏，通常采用包括动脉期（20s）、门静脉期（60s）和平衡期（200s）的三期扫描。肝脏 CT 增强检查效果取决于肝实质与病灶的强化情况，强化越明显，二者密度差越大，越有利于病灶的检出。动脉期多采用个体化的阈值触发方式来启动扫描，随后根据经验法确定后两期扫描对应的延迟时间点。由于门静脉期和平衡期持续时间较长，一般都能取得比较满意的增强效果，而动脉期持续时间较短，很多肝脏的小病灶常在动脉期存在稍纵即逝的一过性强化，如何能达到最佳强化效果是肝脏多期增强扫描中的关键。虽然肝脏动脉期成像的扫描方式与 CTA 都采用阈值触发的方式来启动扫描，但是二者的检查目的和最佳成像时间并不相同，肝动脉 CTA 在动脉早期较好，而肝脏增强检查需要侧重动脉晚期，以免遗漏一过性强化的小病灶。此外，肝实质内占位性病变的强化方式多样，故需要我们了解各种肝脏病变自身的强化特点，根据可疑病变的类型制定个体化的扫描方案。

对于肝脏增强检查，由于肝内存在肝动脉和门静脉两套供血，不同疾病的检查侧重可能存在一定差别。肝动脉供血的肿瘤（主要包括肝脏原发良性、恶性肿瘤或来自乳腺癌、肾癌、内分泌肿瘤和黑色素瘤的转移瘤）在对比剂到达肝动脉而门静脉尚未显影时强化程度明显高于邻近肝实质，也就是在动脉晚期或门静脉流入期最容易检出，而在门静脉期后这些肿瘤强化程度与肝实质类似，很难检出，所以推荐的最佳成像时间为动脉晚期。特别是对于小肝癌的筛查，动脉晚期肿瘤峰值强化最高。而门静脉主要供血的病变（包括来自结直肠癌、肺癌的转移瘤和肝脏淋巴瘤）缺乏动脉供血，故在动脉期跟邻近肝实质一致，不利于检出，而门静脉期和平衡期肝实质强化程度明显升高，肿瘤与肝实质差别明显，此时最容易显示，所以门静脉供血病变的最佳成像时间为门静脉期和平衡期，动脉期扫描对于这些病变特征的显示不是很重要。

三、CTA 与多期相增强联合检查

很多情况下，临床需要进行多期相增强 CT 检查来观察病灶或器官组织结构，但同时还需要显示脏器或病灶的血供或血管结构，便于治疗方案的选择及手术方案的制定，这就需要进行 CTA 和多期相增强的联合检查，在满足临床需求的同时降低受检者的辐射剂量与对比剂用量。

对于头颈部病变，由于组织强化的时间窗相对比较宽松，联合扫描的重点可以直接确定为 CTA 的成像时刻便可。胸部存在主动脉和肺动脉两套供血系统，由于肺动脉分支纤细且循环时间较早，故对成像时间要求严格，因此胸部增强与肺动脉成像的联合检查必须在肺循环峰值时刻单独进行一次采集。通常情况下，肺循环与体循环峰值显像相差可长达12~14s，目前随着 CT 扫描速度的提高，大多数设备均能捕捉到这一时刻。主动脉管径粗且在胸部分支少，扫描时间窗相对较宽，胸部增强与主动脉成像联合检查则相对容易，胸部增强中的早期图像亦可用于主动脉的观察与显示。

然而，对于腹部而言，由于腹主动脉有诸多分支，联合检查必须清晰显示细小分支血管。对于单血供器官如胰腺、脾、肾脏等，动脉期的成像时间可直接按照动脉的峰值时刻来确定。而对于双重血供的肝脏，由于实质内病变存在肝动脉供血或门静脉供血的可能，所以在联合成像过程中清晰显示血管的同时必须要考虑到病变的强化特点。由于门静脉及肝静脉粗大且显影时间较长，多期相增强扫描中采集的门静脉期图像均能清晰显示二者的主干及分支。因此，CTA 与多期相增强联合检查时，最重要的就是动脉期的选择，既要考虑到细小肝动脉的显示，又要兼顾不要遗漏小病灶的一过性强化。例如，单纯 CTA 为避免静脉污染多推荐动脉早期成像，但是肝动脉供血病变在动脉早期强化程度未达峰值，不利于小病变的检出，故对于怀疑小肝癌等的患者应将动脉期向后调整至中到晚期。门静脉供血病变由于动脉期对病变的显示无优势，故可将动脉期的重点放于血管显示，进行动脉早期成像。随着 CT 设备扫描速度的提升，一次屏气可完成多个期相的扫描，也有采用同时进行动脉早期与动脉晚期的方法来提高肝内病变的检出率，但是辐射剂量较高，不推荐大范围采用。

实际临床工作中，动脉期的扫描时间也并不绝对，它与检查个体、对比剂的注射速率、总量以及扫描设备的参数和扫描速度等均存在着一定的联系。由于阈值触发存在扫描延迟，多推荐触发阈值为 100HU，而对比剂注射流率增大会造成峰值时间提前；注射总量增加会造成峰值时间延迟和升高。CT 设备的扫描速度也会影响扫描的期相设置，现今一些高时间分辨力 CT 开始在临床中应用，亚秒级的扫描速度可能会快于对比剂在体内的流动速度，对于这些设备，可适当减少对比剂用量，以使设备的扫描时间与对比剂的持续时间相匹配；也可适当延迟扫描触发阈值，从而使对比剂在末梢血管内充分充盈。此外，还有不同的临床情况，例如肝硬化患者动脉期峰值时间较正常人延长。综上，实际应用中需要根据所用 CT 设备、对比剂和临床情况来设置合适的动脉期检查时间。静脉期的强化不会随着注射流率的变化而明显改变，它更取决于碘的注射总量，与患者的体质量有关，因此静脉期的成像时间相对固定。

参考文献

1. Foley WD, Mallisee TA, Hohenwalter MD, et al. Multiphase hepatic CT with a multirow detector CT scanner. Am J Roentgenol, 2000, 175 (3)：679-685.

2. Rengo M, Bellini D, De Cecco CN, et al. The optimal contrast media policy in CT of the liver. Part Ⅱ：Clinical protocols. Acta Radiol, 2011, 52 (5)：473-480.

3. Kagawa Y, Okada M, Yagyu Y, et al. Optimal scan timing of hepatic arterial-phase imaging of hypervascular hepatocellular carcinoma determined by multiphasic fast CT imaging technique. Acta Radiol, 2013, 54 (8)：843-850.

4. 黄伟康，谭理连，唐西平，等. 螺旋 CT 动脉三期扫描联合 CTA 技术在小肝癌诊断的应用研究. 医学影像学杂志, 2015, 2 (5)：829-832.

5. 米崧，张黎明，毛文苹，等. CT 肺动脉及支气管动脉联合造影对咯血患者的诊断价值. 中华结核和呼吸杂志, 2012, 35 (1)：42-44.

6. 顾美芳，陆蓉，施裕新，等. 16 层螺旋 CT 肝脏血管成像扫描技术探讨. 临床放射学杂志, 2007, 26

（4）：376-379.

7. Rubin GD, Shiau MC, Leung AN, et al. Aorta and iliac arteries：single versus multiple detector-row helical CT angiography. Radiology，2000，215（3）：670-676.

病例4-1 脑膜瘤：头部CTA与两期增强联合扫描

【临床病史】

女，83岁，间断头晕、视物旋转伴恶心呕吐3个月，加重半个月余。

既往高血压、冠心病病史7年左右，5年前安置心脏起搏器，3年前行鼻息肉切除手术及腹部黑色素瘤切除手术。

【专科查体】

神清，慢性病容，卧床。

【临床诊断】

冠心病；脑膜瘤。

【实验室检查】

肿瘤标志物	数值（正常范围）
CA199	7.99U/ml（0~27）
甲胎蛋白	4.79ng/ml（0~7.0）
癌胚抗原	1.29ng/ml（0~4.7）

【扫描方案】

对比剂	名称：碘帕醇	浓度：370mgI/ml	注射速度：4.5ml/s	剂量：60ml
动脉期	延迟方式：自动触发 ROI位置：颈内动脉 阈值：150HU			
	扫描范围：颅底至头顶部		扫描时间：0.5s	
	扫描模式：轴扫			
	探测器宽度：160mm	通道数：256	旋转速度：0.5s	
	管电压：100kV	管电流：自动mA	噪声指数：22	
	重建层厚：0.625mm	算法：标准	迭代重建率：40%	
	辐射剂量 CTDLvol：9.51mGy		DLP：152.09mGy·cm	
平衡期	动脉期后40s			
	扫描范围：颅底至头顶部		扫描时间：0.5s	
	扫描模式：轴扫			
	探测器宽度：160mm	通道数：256	旋转速度：0.5s	
	管电压：100kV	管电流：自动mA	噪声指数：9	
	重建层厚：5mm	算法：标准	迭代重建率：40%	
	辐射剂量 CTDLvol：7.60mGy		DLP：121.67mGy·cm	

【影像所见】

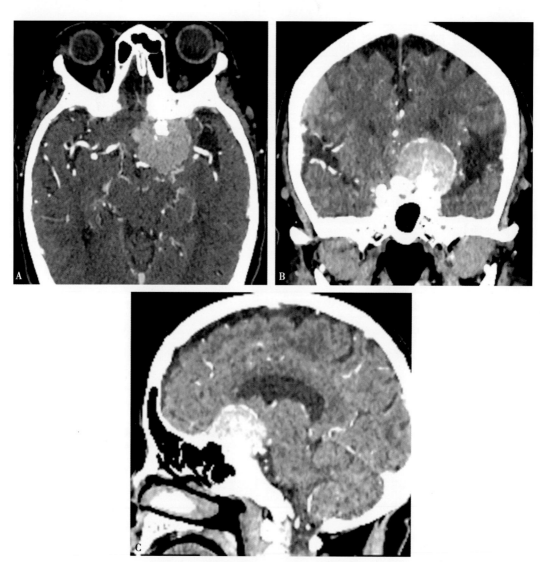

图 4-1 头部横断、冠状和矢状增强 CT 图像

左侧鞍上区脑膜瘤，边缘可见环形钙化，呈明显强化

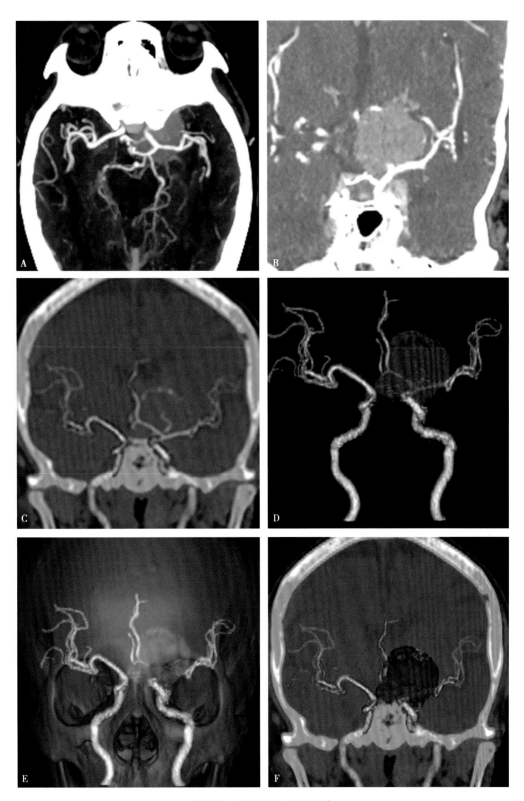

图 4-2　头部 CTA 重组图像

病变与左侧蝶骨宽基底相连，立体、直观地显示左侧鞍上区病变与邻近血管、骨质的空间位置关系

技术要点

　　脑膜瘤是颅内常见肿瘤，血供丰富，增强检查可见明显强化。颅内肿瘤明确性质或术前评估时多需要进行增强检查，除了观察病变的血供方式外，还需要评价与重要功能区、大血管的位置关系，以利于手术方案的制定。由于颅内肿瘤的强化时间窗较长，故联合检查时可侧重 CTA 的扫描时间，以清晰显示血管为目标。

病例 4-2　卡斯特尔曼代病：颈部 CTA 与两期增强联合扫描

【临床病史】

　　女，26 岁，发现甲状腺肿物半年。伴胸闷，无发热、咳嗽，无声音嘶哑。

【专科查体】

　　颈部对称，右侧颈部可触及一约 3cm×2cm 肿物，表面光滑，界限清楚，质韧，活动度好，无波动感及血管搏动，无触痛，左侧未触及明显肿物；双侧未见肿大淋巴结。

【临床诊断】

　　右侧甲状腺肿物？

【实验室检查】

甲状腺功能检查	数值（正常范围）
游离 T3	4.26pmol/L（3.1~6.8）
游离 T4	19.52pmol/L（12.0~22.0）
敏感促甲状腺素	2.72mIU/L（0.27~4.2）

【手术所见】

　　甲状腺右叶下肿物，大小约 5cm×4cm×4cm，肿物质地较硬，与甲状腺右叶轻度粘连并将甲状腺右叶推向上方，肿物周围多发肿大淋巴结。在喉返神经监测下沿肿物边缘小心游离，见右侧喉返神经位于肿物浅面，部分神经包裹于肿物实质内，侵犯神经长度约 4cm。肿物挤压气管，未侵犯食管及气管。

【病理诊断】

　　卡斯特尔曼代病（Castleman disease）。

【扫描方案】

对比剂	名称：碘帕醇	浓度：370mgI/ml	注射速度：4.5ml/s	剂量：65ml
动脉期	延迟方式：自动触发　ROI 位置：颈总动脉　阈值：150HU			
	扫描范围：胸锁关节至颅底部		扫描时间：2.1s	
	扫描模式：螺旋	螺距：0.992		
	探测器宽度：80mm	通道数：128	旋转速度：0.5s	
	管电压：120kV	管电流：自动 mA	噪声指数：21	
	重建层厚：0.625mm	算法：标准	迭代重建率：50%	
	辐射剂量　CTDLvol：9.20mGy		DLP：321.90mGy·cm	
实质期	动脉期后 40s			
	扫描范围：胸锁关节至颅底部		扫描时间：2.1s	
	扫描模式：螺旋	螺距：0.992		
	探测器宽度：80mm	通道数：128	旋转速度：0.5s	
	管电压：120kV	管电流：自动 mA	噪声指数：9	
	重建层厚：5mm	算法：标准	迭代重建率：50%	
	辐射剂量　CTDLvol：8.72mGy		DLP：245.64mGy·cm	

【影像所见】

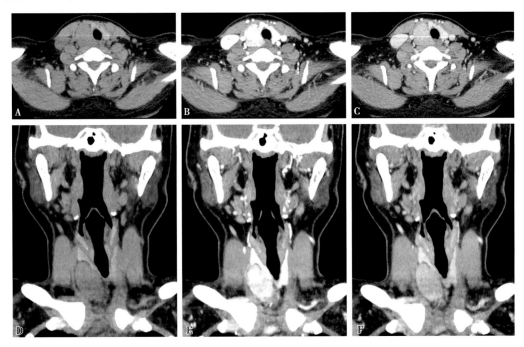

图 4-3　经甲状腺下方肿物的横断和冠状图像

A、D. 平扫；B、E. 动脉期；C、F. 实质期。可见甲状腺右叶后下缘类圆形肿块，增强后动脉期呈明显不均匀强化，实质期强化程度减低

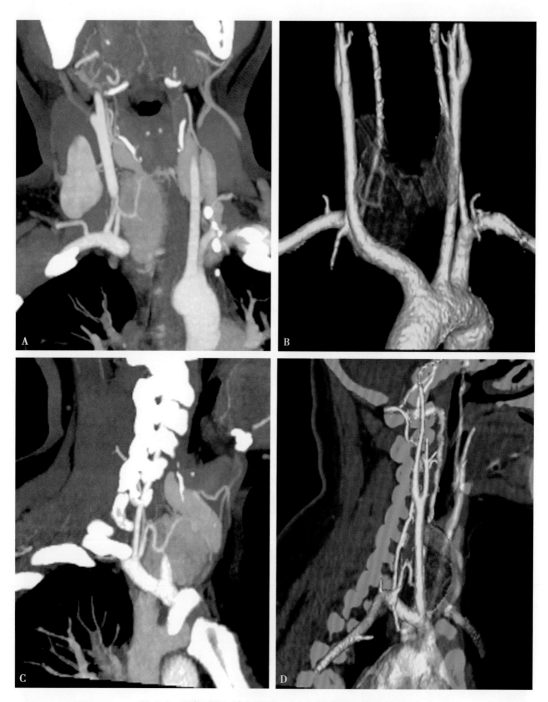

图 4-4　颈部 CTA 的 MIP 与对应位置的 VR 融合图像

显示病变与邻近骨质和血管的位置关系，并可见肿物的一支供血动脉起自右侧锁骨下动脉

技术要点

卡斯特尔曼代病又称巨大淋巴结增生症，常见的透明血管型（80%～90%）增强后于动脉期可见明显强化，实质期呈持续强化，部分病灶内或周围可见增粗迂曲血管影，这可辅助病变的诊断。

头颈部增强检查在明确病变性质的同时，也常常需要显示重要的血管结构，观察病变与重要血管之间关系。

病例 4-3　肺癌：胸部 CTA 与两期增强联合检查

【临床病史】

男，49 岁，咳嗽、咳痰伴胸痛 1 天。入院前 4 个月无明显诱因出现刺激性咳嗽，咳白色黏痰，痰量少，较易咳出，无胸痛，自服抗感染、止咳药物后，咳嗽无明显缓解，1 周前外院胸片及胸部 CT 示左肺占位。

【专科查体】

胸廓对称、无畸形，肋间隙无增宽或变窄，胸壁压痛阴性，双肺呼吸音粗，未闻及明显干湿啰音。

【临床诊断】

左肺占位病变，肺癌？

【实验室检查】

肿瘤标志物	数值（正常范围）
CA199	14.50U/ml（0～27）
甲胎蛋白	3.20ng/ml（0～7.0）
癌胚抗原	160.2ng/ml（0～4.7）

【扫描方案】

对比剂	名称：碘帕醇	浓度：370mgI/ml	注射速度：4.5ml/s	剂量：75ml
动脉期	延迟方式：自动触发　ROI 位置：升主动脉　阈值：150HU			
	扫描范围：肺尖至双侧肋膈角		扫描时间：2.1s	
	扫描模式：螺旋	螺距：0.992		
	探测器宽度：80mm	通道数：128	旋转速度：0.5s	
	管电压：100kV	管电流：自动 mA	噪声指数：21	
	重建层厚：0.625mm	算法：标准	迭代重建率：40%	
	辐射剂量　CTDLvol：10.91mGy		DLP：394.44mGy·cm	

（接下页）

（接上页）

实质期	动脉期后 30s		
	扫描范围：肺尖至双侧肋膈角		扫描时间：2.1s
	扫描模式：螺旋	螺距：0.992	
	探测器宽度：80mm	通道数：128	旋转速度：0.5s
	管电压：100kV	管电流：自动 mA	噪声指数：9
	重建层厚：5mm	算法：标准	迭代重建率：40%
	辐射剂量　CTDLvol：10.36mGy	DLP：332.04mGy·cm	

【影像所见】

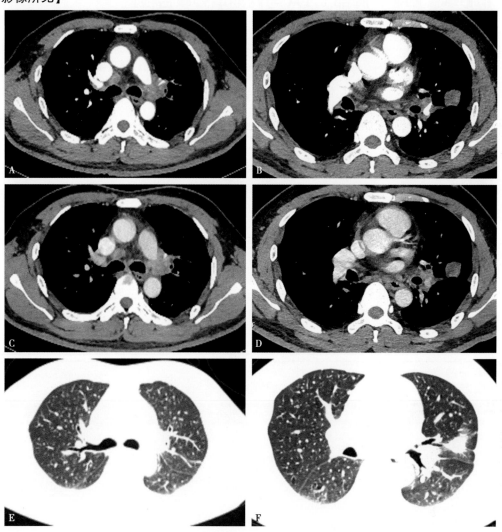

图 4-5　胸部动脉期、实质期和相应层面的肺窗图像

左肺门不规则肿物，包绕并压迫左肺动静脉及其分支、左主支气管分支；左肺上叶亦可见不均匀强化结节影；纵隔内可见增大淋巴结

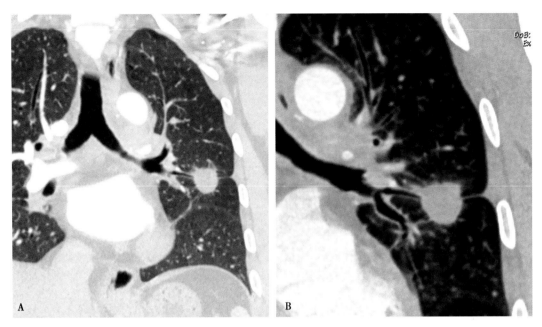

图 4-6　胸部增强 CT 的冠状和斜冠状重组图像

左肺上叶结节致局部支气管闭塞

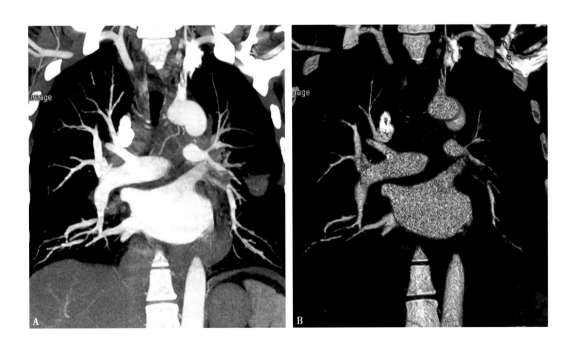

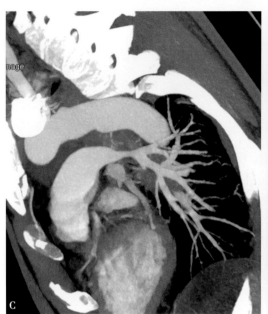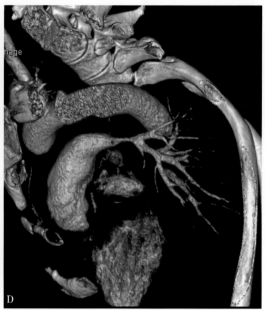

图 4-7 胸部 CTA 的 MIP 和 VR 图像

左肺动脉分支由于肺门肿物压迫所致的局限性狭窄

技术要点

中央型肺癌由于紧邻纵隔大血管，增强 CT 检查的目的在明确诊断的同时，还需观察大血管的情况，因此增强检查时需要考虑主动脉和肺动脉主干及大分支的清晰显示，必要时需要在动脉期前加扫肺动脉图像。

病例 4-4 肝癌：腹部 CTA 与多期增强联合扫描

【临床病史】

女，54 岁，发现肝脏肿物 3 个月余。

既往因肾小球肾炎并尿毒症行肾移植术后 16 年。12 年前发现乙型肝炎。因子宫肌瘤行子宫全切除术后 12 年。

【临床诊断】

肝占位性病变；慢性乙型肝炎；肾移植术后。

【实验室检查】

肿瘤标志物	数值（正常范围）
CA199	63.90U/ml（0~27）
甲胎蛋白	13.71ng/ml（0~7.0）
癌胚抗原	0.957ng/ml（0~4.7）

【扫描方案】

对比剂	名称：碘帕醇	浓度：370mgI/ml	注射速度：4.5ml/s	剂量：95ml
动脉期	延迟方式：自动触发　ROI 位置：腹主动脉　阈值：150HU			
	扫描范围：膈顶至双肾下极		扫描时间：2.1s	
	扫描模式：螺旋	螺距：0.992		
	探测器宽度：80mm	通道数：128	旋转速度：0.5s	
	管电压：120kV	管电流：自动 mA	噪声指数：21	
	重建层厚：0.625mm	算法：标准	迭代重建率：40%	
	辐射剂量　CTDLvol：11.91mGy		DLP：521.09mGy·cm	
门静脉流入期	动脉期后 20s			
	扫描范围：双肾下极至膈顶		扫描时间：2.1s	
	扫描模式：螺旋	螺距：0.992		
	探测器宽度：80mm	通道数：128	旋转速度：0.5s	
	管电压：120kV	管电流：自动 mA	噪声指数：21	
	重建层厚：0.625mm	算法：标准	迭代重建率：40%	
	辐射剂量　CTDLvol：11.91mGy		DLP：521.09mGy·cm	
门静脉期	门静脉流入期后 30s			
	扫描范围：膈顶至双肾下极		扫描时间：2.1s	
	扫描模式：螺旋	螺距：0.992		
	探测器宽度：80mm	通道数：128	旋转速度：0.5s	
	管电压：120kV	管电流：自动 mA	噪声指数：21	
	重建层厚：0.625mm	算法：标准	迭代重建率：40%	
	辐射剂量　CTDLvol：11.91mGy		DLP：521.09mGy·cm	
平衡期	静脉期后 150s			
	扫描范围：膈顶至双肾下极		扫描时间：2.1s	
	扫描模式：螺旋	螺距：0.992		
	探测器宽度：80mm	通道数：128	旋转速度：0.5s	
	管电压：120kV	管电流：自动 mA	噪声指数：21	
	重建层厚：0.625mm	算法：标准	迭代重建率：40%	
	辐射剂量　CTDLvol：11.91mGy		DLP：521.09mGy·cm	

【影像所见】

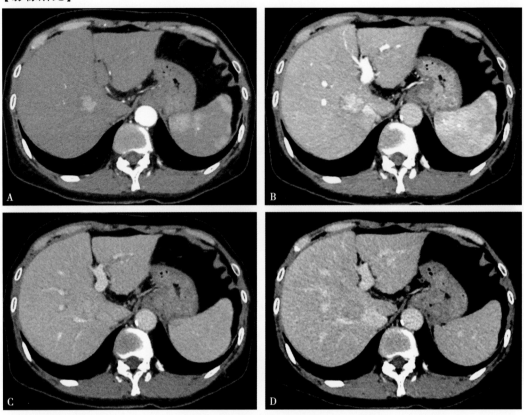

图4-8　动脉期、门静脉流入期、门静脉期和平衡期的肝脏增强CT图像

肝右叶结节动脉期呈明显不均匀强化，平衡期强化程度减低，相对于肝实质呈稍低密度影

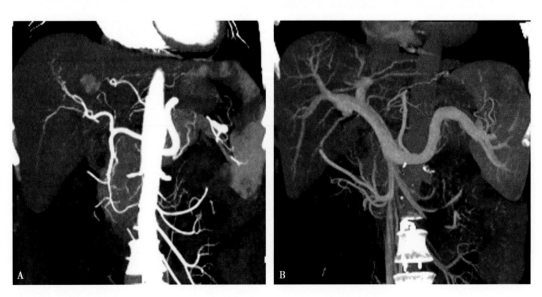

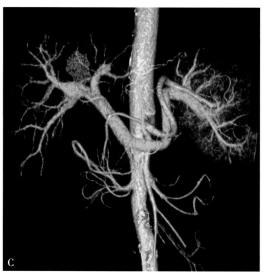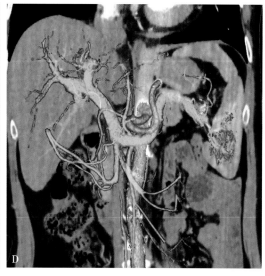

图 4-9　肝脏 CTA 图像

A. 动脉期 MIP 图像显示动脉分支进入肝右叶结节内；B. 门静脉流入期 MIP 图像显示门静脉情况；
C、D. 动脉、门静脉和病变的 VR 融合图像显示病变与血管的空间位置关系

技术要点

1. CT 血管成像为了清晰显示目标血管及分支情况，并尽可能除去其他血管显影的干扰，要求进行早期或峰值成像；而多期增强检查的目的需要评价肝脏实质病灶的强化情况，时间点选择上与前者有所不同。临床实际工作中，需要根据患者的临床情况和病变的血供特点，在扫描方案设置上有不同的侧重。

2. 对于双重血供的肝脏，增强检查通常包括动脉期（20s）、门静脉期（60s）和平衡期（200s）的三期扫描。而 CTA 检查，肝动脉系统的显示依靠动脉期的图像（或时间稍前移更有利于肝动脉的显示）；门静脉系统的显示需增加门静脉流入期（40s）的时间点，此时门静脉与邻近的肝实质具有最大的密度差值；肝静脉的显示可以选择 60s 或 200s 的时间点进行，这样肝脏 CTA 和增强的联合检查的期相设置通常需要四个期相。

3. 肝癌动脉期强化持续时间较短，动脉晚期的一过性强化对于病变的定性非常重要，而动脉早期的图像主要用于肝动脉的显示。

4. 对于肝转移瘤来说，动脉期强化不明显，而门静脉期可清晰显示肿瘤的轮廓和数目，成像的重点主要在门静脉期，而动脉期的要求较低。

病例 4-5　肝血管瘤：腹部 CTA 与多期增强联合扫描

【临床病史】

女，62 岁，饮食不佳伴乏力 1 个半月，发现肝血管瘤 5 个月。

【专科查体】

腹软，上腹无压痛、反跳痛，无肌紧张，肝、脾肋下未触及。

【临床诊断】

肝血管瘤？

【实验室检查】

肿瘤标志物	数值（正常范围）
CA199	16.44U/ml（0~27）
甲胎蛋白	2.14ng/ml（0~7.0）
癌胚抗原	1.61ng/ml（0~4.7）

【扫描方案】

对比剂	名称：碘帕醇	浓度：370mgI/ml	注射速度：4.5ml/s	剂量：95ml
动脉期	延迟方式：自动触发　ROI 位置：腹主动脉　阈值：150HU			
	扫描范围：膈顶至双肾下极		扫描时间：2.1s	
	扫描模式：螺旋	螺距：0.992		
	探测器宽度：80mm	通道数：128	旋转速度：0.5s	
	管电压：120kV	管电流：自动 mA	噪声指数：21	
	重建层厚：0.625mm	算法：标准	迭代重建率：40%	
	辐射剂量　CTDLvol：11.91mGy		DLP：521.09mGy·cm	
门静脉流入期	动脉期后 20s			
	扫描范围：双肾下极至膈顶		扫描时间：2.1s	
	扫描模式：螺旋	螺距：0.992		
	探测器宽度：80mm	通道数：128	旋转速度：0.5s	
	管电压：120kV	管电流：自动 mA	噪声指数：21	
	重建层厚：0.625mm	算法：标准	迭代重建率：40%	
	辐射剂量　CTDLvol：11.91mGy		DLP：521.09mGy·cm	
门静脉期	门静脉流入期后 30s			
	扫描范围：膈顶至双肾下极		扫描时间：2.1s	
	扫描模式：螺旋	螺距：0.992		
	探测器宽度：80mm	通道数：128	旋转速度：0.5s	
	管电压：120kV	管电流：自动 mA	噪声指数：21	
	重建层厚：0.625mm	算法：标准	迭代重建率：40%	
	辐射剂量　CTDLvol：11.91mGy		DLP：521.09mGy·cm	

（接下页）

（接上页）

平衡期	静脉期后150s	
	扫描范围：膈顶至双肾下极	扫描时间：2.1s
	扫描模式：螺旋	螺距：0.992
	探测器宽度：80mm	通道数：128	旋转速度：0.5s
	管电压：120kV	管电流：自动mA	噪声指数：21
	重建层厚：0.625mm	算法：标准	迭代重建率：40%
	辐射剂量　CTDLvol：11.91mGy	DLP：521.09mGy·cm

【影像所见】

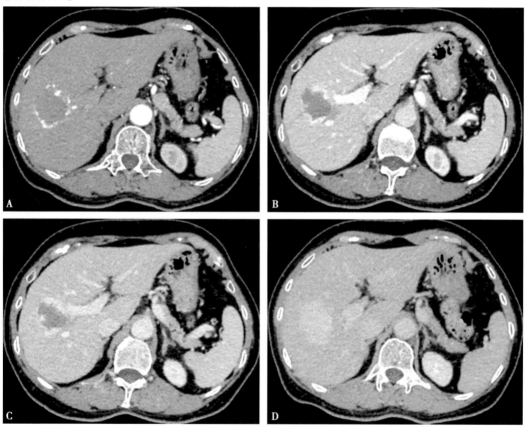

图4-10　动脉期、门静脉流入期、门静脉期和平衡期的肝脏增强CT图像

肝右叶结节动脉期呈明显不均匀强化，平衡期强化程度减低，相对于肝实质呈稍低密度影

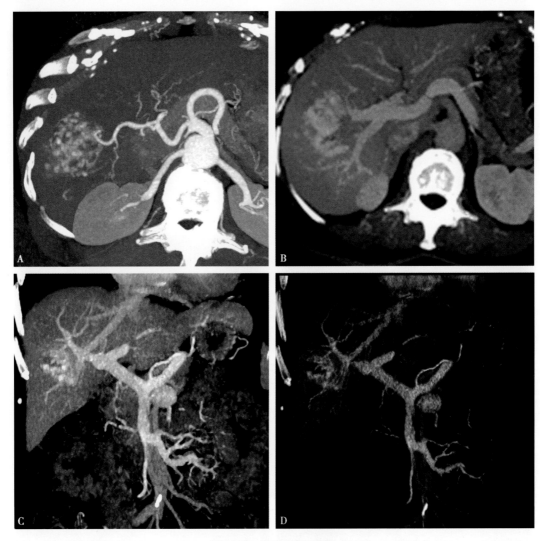

图 4-11　肝脏 CTA 图像

A. 动脉期 MIP 图像显示动脉分支进入肝右叶结节内；B. 门静脉流入期 MIP 图像显示门静脉情况；

C、D. 动脉、门静脉和病变的 VR 融合图像显示病变与血管的空间位置关系

技术要点

1. 由于血管瘤的强化时间较长，对动脉期的时间要求不严格，动脉期和门静脉期的设置可更多侧重血管的显示。

2. 部分血管瘤可能充盈时间较长，可在 15~20min 后加扫病变层面，如完全充填，与肝脏呈等密度，则有鉴别意义。

病例 4-6　胰腺癌：腹部 CTA 与三期增强联合扫描

【临床病史】

女，59 岁，腹痛、腹胀 1 个月余，加重 3 天。

患者 1 个月余来无明显诱因出现上腹部剑突下钝痛，疼痛呈间歇性伴后背放射痛，进食后缓解，夜间痛明显，伴腹胀，偶有恶心，反酸呃逆明显，自服中药治疗后腹胀缓解，3 天来自觉疼痛加重呈持续性。

【专科查体】

腹软，无腹肌紧张，剑突下压痛、右下腹压痛、反跳痛，肝、脾肋下未及，未及包块，移动性浊音阴性，肠鸣音无亢进。

【临床诊断】

腹痛待查：胰腺癌？

【实验室检查】

肿瘤标志物	数值（正常范围）
CA199	>1000U/ml（0~27）
CA125	895.8U/ml（0~35）
甲胎蛋白	3.21ng/ml（0~20）
癌胚抗原 CEA	1.42ng/ml（0~5）

【扫描方案】

对比剂	名称：碘帕醇	浓度：370mgI/ml	注射速度：4.5ml/s	剂量：95ml
动脉期	延迟方式：自动触发　ROI 位置：腹主动脉　阈值：150HU			
	扫描范围：膈顶至双肾下极		扫描时间：2.1s	
	扫描模式：螺旋	螺距：0.992		
	探测器宽度：80mm	通道数：128	旋转速度：0.5s	
	管电压：120kV	管电流：自动 mA	噪声指数：21.0	
	重建层厚：0.625mm	算法：标准	迭代重建率：40%	
	辐射剂量　CTDLvol：8.40mGy		DLP：420.20mGy·cm	
胰腺期	动脉期后 25s			
	扫描范围：膈顶至双肾下极		扫描时间：2.1s	
	扫描模式：螺旋	螺距：0.992		
	探测器宽度：80mm	通道数：128	旋转速度：0.5s	
	管电压：120kV	管电流：自动 mA	噪声指数：21.0	
	重建层厚：0.625mm	算法：标准	迭代重建率：40%	
	辐射剂量　CTDLvol：8.40mGy		DLP：420.20mGy·cm	

（接下页）

（接上页）

肝脏期	胰腺期后 40s		
	扫描范围：膈顶至髂前上棘		扫描时间：2.1s
	扫描模式：螺旋	螺距：0.992	
	探测器宽度：80mm	通道数：128	旋转速度：0.5s
	管电压：120kV	管电流：自动 mA	噪声指数：21.0
	重建层厚：0.625mm	算法：标准	迭代重建率：40%
	辐射剂量　CTDLvol：8.40mGy		DLP：420.20mGy·cm

【影像所见】

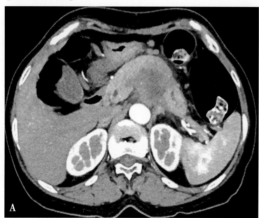
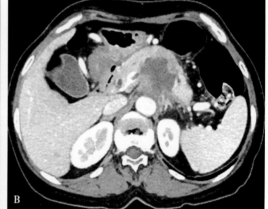
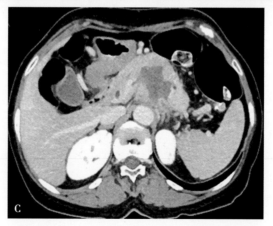

图 4-12　动脉期、胰腺期和肝脏期图像

胰体部肿物，边界不清，相对于胰腺实质呈强化减低区

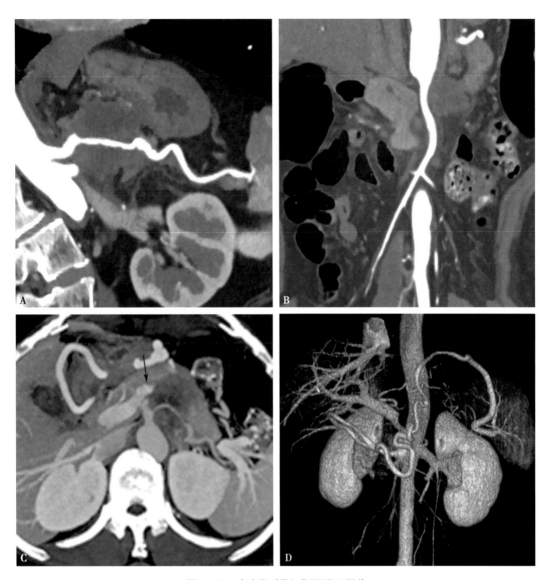

图 4-13　动脉期 CTA 曲面重组图像

A. 显示脾动脉粗细不均，走行于胰体部病变内，且边缘不光滑；B. 肠系膜上动脉未累及，呈受压改变；C. 胰腺期静脉重组 MIP 图像显示脾静脉残端（黑箭头）；D. VR 图像显示脾静脉侧支循环形成

技术要点

1. 胰腺癌为乏血供肿瘤，注射对比剂后 35～40s 的胰腺实质期显示最为清楚，此时较明显强化正常胰腺组织呈相对低密度影。

2. 由于胰周血管丰富，且胰腺癌具有高侵袭性，易于侵犯周围血管，因此在发现病变的同时，对胰周血管累及的评价也至关重要。

3. 动脉期多在注射对比剂后 20～30s 内，此时胰腺实质尚未强化，可以较好地观察胰腺及周围血管情况。

病例 4-7　肠系膜上动脉栓塞：腹部 CTA 与增强联合扫描

【临床病史】

男，47 岁，1 天前晚餐饮酒后突然腹痛，呈脐周散在、持续性剧烈疼痛，以左侧腹部为著，伴有呕吐，不伴有发热、寒战。

10 个月前曾因"右下肢急性动脉缺血"行右下肢动脉球囊扩张、置管溶栓术。

【专科查体】

腹部脐周散在压痛，以左腹部为著，反跳痛（+），无肌紧张。

【临床诊断】

肠系膜上动脉血栓形成；右下肢动脉球囊扩张、置管溶栓术后。

【实验室检查】

检查项目	数值（正常范围）
纤维蛋白原	5.45g/L（2.0~4.0）
抗凝血酶Ⅲ	67%（77~123）
血小板	115×10^9/L（125~350）
凝血酶原时间	10.80s（8.8~13.8）
凝血酶原百分活度	89%（80~120）
D-二聚体	>10 000μg/L（0~500）
胰淀粉酶	58.70U/L（13~53）

【扫描方案】

对比剂	名称：碘帕醇	浓度：370mgI/ml	注射速度：4.5ml/s	剂量：95ml
动脉期	延迟方式：自动触发　ROI 位置：腹主动脉　阈值：150HU			
	扫描范围：膈顶至盆底			扫描时间：2.1s
	扫描模式：螺旋	螺距：0.992		
	探测器宽度：80mm	通道数：128	旋转速度：0.5s	
	管电压：120kV	管电流：自动 mA	噪声指数：21.0	
	重建层厚：0.625mm	算法：标准	迭代重建率：40%	
	辐射剂量　CTDLvol：8.40mGy		DLP：411.64mGy·cm	
静脉期	动脉期后 40s			
	扫描范围：膈顶至盆底			扫描时间：2.1s
	扫描模式：螺旋	螺距：0.992		
	探测器宽度：80mm	通道数：128	旋转速度：0.5s	
	管电压：120kV	管电流：自动 mA	噪声指数：21.0	
	重建层厚：0.625mm	算法：标准	迭代重建率：40%	
	辐射剂量　CTDLvol：8.40mGy		DLP：411.64mGy·cm	

【影像所见】

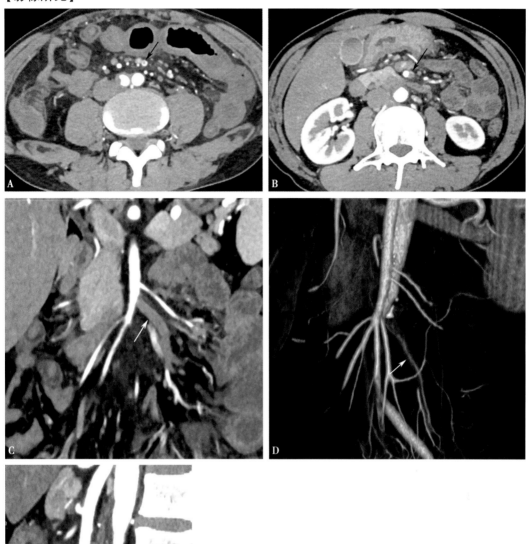

图 4-14　横断面动脉期

A. 图像显示肠系膜上动脉分支腔内的充盈缺损（黑箭头所示）；B. 另一肠系膜动脉分支内可见完全闭塞（黑箭头所示）；C、D、E. 动脉期 CTA 重组图像显示肠系膜上动脉分支近中段充盈缺损影（白箭头所示）

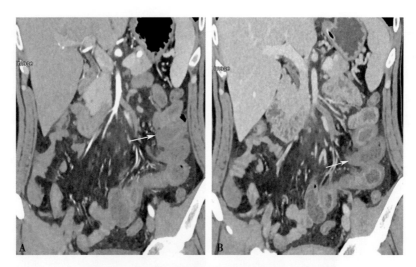

图 4-15　动脉期和静脉期的冠状位 MRP 重组图像

肠系膜分支远端相应肠管壁强化程度减低，呈缺血性改变

技术要点

1. 肠系膜动脉血栓临床进展迅速，肠管缺血后无有效处理可短时间内进展为肠坏死和穿孔。临床怀疑此类疾病患者在进行增强 CT 检查时，应将重点放在显示肠系膜动脉血管，发现和显示责任血管。

2. 受累肠管的肠壁水肿、强化减低等可间接提示责任血管的位置，静脉期观察更为明显。

病例 4-8　肾癌：腹部 CTA 与多期增强联合扫描

【临床病史】

女，77 岁，右侧腰部间断性钝痛 1 年，无下腹部放射痛，无尿痛、血尿，无发热。入院前 1 个月，腹部超声检查发现右肾肿物。

【专科查体】

双肾区对称，双肾未触及，右肾叩痛（+），左肾叩痛（-），两输尿管走行区无深压痛。耻骨上膀胱区无隆起，亦无压痛。

【临床诊断】

右肾癌？

【实验室检查】

尿常规	数值（正常范围）
尿红细胞/HPF	2 个/HPF
尿红细胞	$13.1/\mu l$（$0 \sim 30.7$）
尿潜血	阴性

【扫描方案】

对比剂	名称：碘帕醇	浓度：370mgI/ml	注射速度：4.5ml/s	剂量：95ml
皮质期	延迟方式：自动触发，ROI 位置：腹主动脉　阈值：150HU			
	扫描范围：膈顶至双肾下极		扫描时间：2.1s	
	扫描模式：螺旋	螺距：0.992		
	探测器宽度：80mm	通道数：128	旋转速度：0.5s	
	管电压：120kV	管电流：自动 mA	噪声指数：21.0	
	重建层厚：0.625mm	算法：标准	迭代重建率：40%	
	辐射剂量　CTDLvol：8.40mGy		DLP：420.20mGy·cm	
髓质期	皮质期后 40s			
	扫描范围：膈顶至双肾下极		扫描时间：2.1s	
	扫描模式：螺旋	螺距：0.992		
	探测器宽度：80mm	通道数：128	旋转速度：0.5s	
	管电压：120kV	管电流：自动 mA	噪声指数：21.0	
	重建层厚：0.625mm	算法：标准	迭代重建率：40%	
	辐射剂量　CTDLvol：8.40mGy		DLP：420.20mGy·cm	
肾盂期	髓质期后 120s			
	扫描范围：膈顶至髂前上棘		扫描时间：2.1s	
	扫描模式：螺旋	螺距：0.992		
	探测器宽度：80mm	通道数：128	旋转速度：0.5s	
	管电压：120kV	管电流：自动 mA	噪声指数：21.0	
	重建层厚：0.625mm	算法：标准	迭代重建率：40%	
	辐射剂量　CTDLvol：8.40mGy		DLP：420.20mGy·cm	

【影像所见】

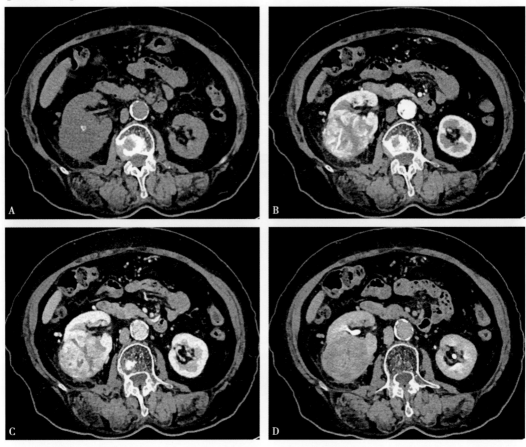

图 4-16　经右肾肿物水平的平扫（A）、皮质期（B）、髓质期（C）和肾盂期（D）图像

右肾中下部后方可见类圆形团块影，其内可见结节状钙化，增强后皮质期呈明显不均匀强化，髓质期强化程度减低，肾盂期呈稍低密度影

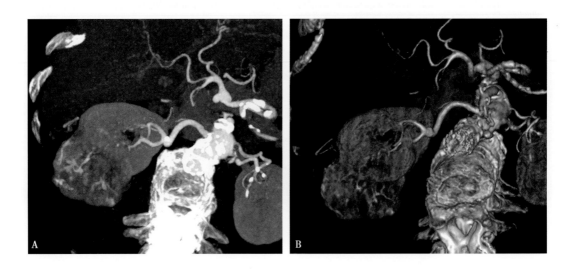

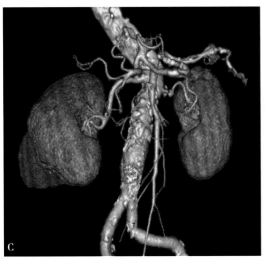
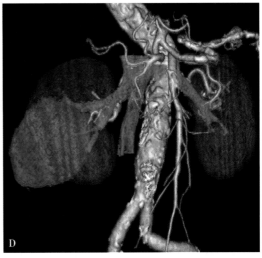

图 4-17　腹部 CTA 重组 MIP 和 VR 图像

A. 腹部 CTA 重组 MIP 图像；B. 腹部 CTA 重组 VR 图像，显示右肾富血供肿物内的不规则、杂乱血管影；
C. 动脉 VR 与病变融合图像；D. 进一步融合肾静脉图像，立体显示病变与血管的位置关系

技术要点

　　肾透明细胞癌大多为富血供肿瘤，皮质期便会出现明显强化，强化时间窗较长，增强检查的同时可显示肾脏主要血管结构。

病例 4-9　隐睾精原细胞瘤：腹盆部 CTA 与增强联合扫描

【临床病史】

　　男，41 岁，发现右下腹包块 1 年，腹痛 10 天。

　　高血压病史 5 年。

【专科查体】

　　右下腹轻压痛，无反跳痛，无肌紧张，右侧阴囊内未触及睾丸。

【临床诊断】

　　腹部包块、右侧隐睾。

【实验室检查】

肿瘤标志物	数值（正常范围）
CA199	21.06U/ml（0～27）
甲胎蛋白	7.05ng/ml（0～7.0）
癌胚抗原	2.07ng/ml（0～4.7）

【术后病理】

右侧隐睾精原细胞瘤。

【扫描方案】

对比剂	名称：碘帕醇	浓度：370mgI/ml	注射速度：4.5ml/s	剂量：95ml
动脉期	延迟方式：自动触发，ROI位置：腹主动脉 阈值：150HU			
	扫描范围：双肾下极至阴囊			扫描时间：2.1s
	扫描模式：螺旋	螺距：0.992		
	探测器宽度：80mm	通道数：128	旋转速度：0.5s	
	管电压：120kV	管电流：自动mA	噪声指数：21	
	重建层厚：0.625mm	算法：标准	迭代重建率：40%	
	辐射剂量 CTDLvol：11.91mGy		DLP：521.09mGy·cm	
静脉期	动脉期后45s			
	扫描范围：双肾下极至阴囊			扫描时间：2.1s
	扫描模式：螺旋	螺距：0.992		
	探测器宽度：80mm	通道数：128	旋转速度：0.5s	
	管电压：120kV	管电流：自动mA	噪声指数：21	
	重建层厚：0.625mm	算法：标准	迭代重建率：40%	
	辐射剂量 CTDLvol：11.91mGy		DLP：521.09mGy·cm	

【影像所见】

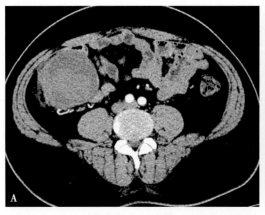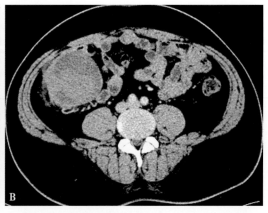

图4-18 盆腔增强CT动脉期和静脉期图像

右下腹可见类圆形肿块，内部密度不均匀，呈轻度延迟强化

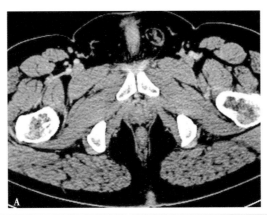

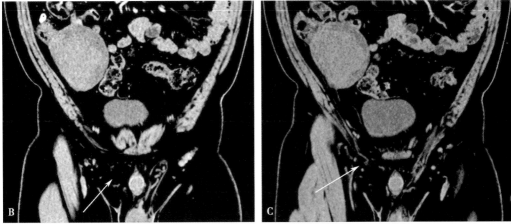

图 4-19　盆腔增强 CT 和冠状位 MPR 重组图像

A. 腹股沟管层面，显示右侧腹股沟管内未见精索结构；B、C. 冠状位 MPR 重组图像，可见右侧盆腔肿物，左侧腹股沟管可见正常精索结构，而右侧未显示（箭头所示）

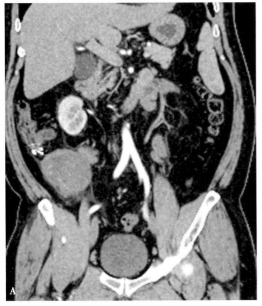

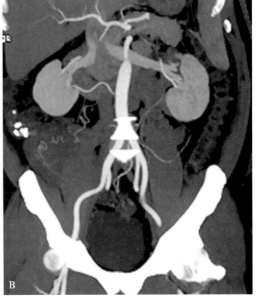

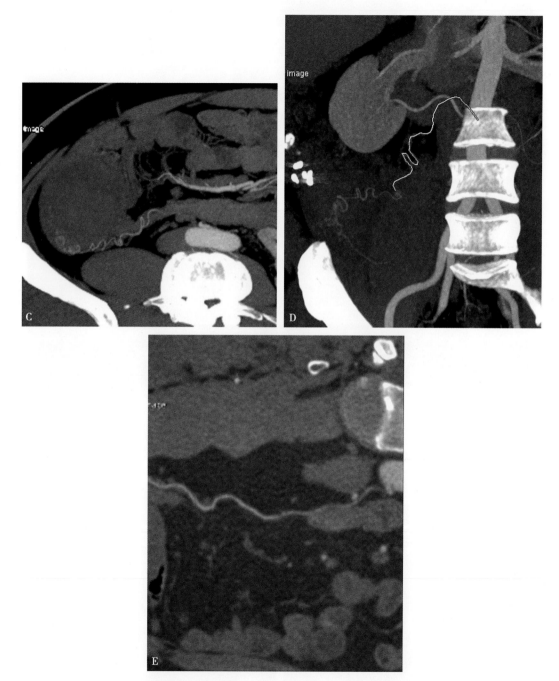

图 4-20　腹部 CTA 重组图像（A 、B、C）和曲面重组图像（D、E）

腹部 CTA 重组图像显示右下腹肿物（A），并可见迂曲供血动脉起自腹主动脉（B、C）；曲面重组图像（D、E）显示肿物的供血动脉起自于肾动脉水平以下的腹主动脉

技术要点

　　部分隐睾患者表现为盆腔内或腹股沟区肿物，与盆腔内其他起源肿瘤鉴别的关键点是找到睾丸动脉供血。在腹部增强 CT 检查的同时，CTA 显示肿物的供血动脉对于病变的定性有重要价值。

（谢双双　陈丽华　李晓琳　季　倩）

第 5 章

灌注与 CTA 联合检查

随着 CT 设备的不断发展，CT 灌注技术从早期的单层面灌注发展到多层面灌注，目前进一步的发展不仅能够获得全器官的灌注信息，在一次注射对比剂获得多种灌注参数的同时，还能够获得兴趣器官的 CTA 血管情况信息。而临床实际工作中，CTA 可以提供器官或脏器主要供血动脉的情况，而灌注则提供器官细胞水平的血流动力学信息，二者的信息很多情况具有互相联系或补充的作用，很多情况下都需要进行二者的联合检查。

一、脑灌注与头颈部 CTA 联合检查

CT 灌注成像可显示缺血灶的部位、范围和程度，判定急性期脑梗死的缺血半暗带，评估梗死区脑组织的预后；而头颈部 CTA 能显示头颈部供血动脉的情况，是否存在狭窄，血管狭窄的部位、程度。综合头部颈部 CTA 血管情况与脑组织灌注改变，能够更好地评价脑组织的缺血情况与病因，指导临床治疗方案的选择并进行疗效评价。此外，对于其他头颈部疾病如肿瘤，CTA 和灌注的联合检查也可在一次注射对比剂的过程中更好地评价肿瘤供血动脉与实体组织的灌注情况，为治疗或手术方案的选择提供更详细的信息。

头颈部 CTA 与全脑灌注联合检查时，由于颈部存在一定程度的运动，为保证检查的成功率，不建议自动触发扫描，可以采用预注射方式确定扫描时间。预注射对比剂 10~15ml，注射 10s 后开始监测，根据时间密度曲线的最大峰值时间加上注射延迟时间（10s）以及经验时间（2s），所得时间为头颈部 CTA 的血管扫描开始时间。开始注射对比剂前，还需要扫描头颈部 CTA 检查的蒙片扫描。而后采用高压注射器经肘前静脉团注非离子型对比剂，剂量 40~60ml。对于宽排检测器 CT 设备，轴扫方式可以覆盖全部脑组织。首先进行全脑灌注的流入期扫描，而后根据预注射确定时间进行头颈部 CTA 螺旋扫描，再迅速切换回轴扫方式完成全脑灌注的流出期扫描，全部扫描的总时间 50s 左右。所获得的 CTA 图像可包括头颈部的较大范围，但是需要注意采集数据的 kV 尽可能与灌注扫描条件相同，这样脑部的图像也再重建一组与灌注范围相同的图像，以避免灌注数据的时间点缺失。

此检查方案如考虑尽可能降低患者的辐射剂量，血管和灌注扫描都可以在 80kV 条件下进行；但是如果需要增强后的图像，可考虑 100kV 的条件，既保证原始图像的质量，又控制了总的辐射剂量。

二、心肌灌注与冠脉 CTA 联合检查

近 10 年来，冠状动脉和心脏检查已经成为影像科临床工作的重要内容。冠状动脉 CTA 检查对冠状动脉的狭窄具有较高的敏感度和特异度，并且可用于血管内支架或冠状动脉搭桥术后的随访评价，显示冠状动脉支架的位置、有否变形及腔内情况。而心肌灌注成像作为一种功能性成像手段，通过动态观察心肌灌注的强化过程，评价血管狭窄后心肌缺血的程度和范围，判断心肌活性变化情况。二者联合应用，对冠心病不仅能提供冠状动脉的形态学信息，还能进一步评价冠状动脉狭窄所致的功能性改变情况，早期判断心肌缺血的范围、程度和评价慢性缺血后微循环状况变化可提供可靠的影像学依据，为临床开展各种冠心病治疗方法的疗效评价提供客观、科学的参考指标。

冠脉 CTA 与心肌灌注联合检查时，仍建议采用预注射方式确定冠脉 CTA 的扫描开始时间。经肘前静脉团注非离子型对比剂 50~60ml，注射流速为 5ml/s。在心电门控条件下，首先采用 16cm 检测器轴扫方式 1 帧/秒的速度进行心肌灌注的流入期扫描。而后进行冠状动脉 CTA 扫描，随后进行心肌灌注的流出期扫描，全部扫描的总时间以不低于 50s 为宜。推荐对 CTA 和灌注扫描采用相同的 kV 条件，可以选择 80kV 或 100kV。冠状动脉 CTA 的图像重建为两组图像，一组图像进行冠脉 CTA 的处理；另一组将扫描范围调整至与心肌灌注层面一致，作为一个时间点进行心肌灌注的后处理。

三、腹部实质脏器灌注与增强/CTA 联合检查

腹部增强和 CTA 检查已经是临床腹部影像学的常见检查内容，CT 灌注成像能够更好地评价实质脏器本身或病灶的微观血流动力学变化，对于肿瘤性病变的诊断和鉴别诊断、肝硬化以及肝脏功能的评价与分级、炎性病变的早期诊断、肿瘤治疗后的疗效评价与预后判断等都具有重要价值。因此，腹部实质脏器灌注与增强/CTA 联合检查能一次注射对比剂获得更多的临床信息，为疾病的早期发现、定量评估和准确诊断提供了一个很好的手段。

腹部实质脏器灌注与增强/CTA 的联合检查时，对于腹部增强与 CTA 的设置请参考第4章增强与 CTA 联合检查的处理原则，而由于灌注检查时不能采取自动触发方式，可以采用预注射或经验法进行设置，根据具体病例的情况有所调整。团注对比剂后，首先进行腹部脏器灌注的流入期扫描，而后依次进行动脉期扫描、灌注第二期扫描、门静脉期扫描和灌注第三期扫描。随后根据临床情况，进行平衡期或延迟期扫描。

腹部检查时常需要观察增强图像，同时兼顾总体的辐射剂量，全部扫描设定为100kV，腹部增强或 CTA 图像可根据不同目的，重建为不同间隔和层厚，分别用于：显示腹部增强不同期相图像；腹部不同血管的 CTA 重建；与灌注位置相一致的图像，作为灌注数据的一帧，分别进行 CTA 和灌注数据的后处理。

四、下肢的灌注与 CTA 联合检查

随着 CT 技术的发展，下肢 CT 血管造影检查开展日益增多，它对髂、股、胫动脉，尤其是动脉性疾病的敏感度和特异度也与 DSA 相近，敏感度和特异性可达 92% 和 93%；而且可以同时显示骨组织及周围软组织结构，有利于血管病变的定位。同时，与灌注检查相结合能更好地评价供血区的血流灌注的改变和范围，有利于更好地选择合理的治疗方案，缺血区的确定也有利于确定手术范围，进行治疗后的随访。

对于下肢 CTA 与灌注的联合检查，由于下肢 CTA 的扫描所需时间相对较长，并且下肢循环时间差异相对较大，特别是在存在下肢动脉血管疾病时，因此推荐采用两次注射对比剂的扫描方式。首先注射 50ml 对比剂，进行下肢兴趣范围的灌注检查，为控制辐射剂量可以采用流入段每帧 2s，流出段每帧 3s 的时间间隔。因此可以在获得灌注信息的同时，也获得下肢动脉循环时间的信息。而后根据测得的下肢动脉循环时间或采用腹主动脉自动触发方式，进行下肢的 CTA 检查。

参考文献

1. Tung CE, Olivot JM, Albers GW. Radiological examinations of transient ischemic attack. Front Neurol Neurosci, 2014, 33: 115-122.

2. 严补生. CT 灌注成像联合 CT 血管造影在短暂性脑缺血发作中的应用. 中国实用神经疾病杂志, 2015 (16): 30-31.

3. Cao W, Campbell BC, Dong Q, et al. Relative filling time delay based on CT perfusion source imaging: a simple method to predict outcome in acute ischemic stroke. AJNR Am J Neuroradiol, 2014, 35 (9): 1683-1687.

4. Flores A, Rubiera M, Ribó M, et al. Poor collateral circulation assessed by multiphase computed tomographic angiography predicts malignant middle cerebral artery evolution after reperfusion therapies. Stroke, 2015, 46 (11): 3149-3153.

5. Weustink AC, Meijboom WB, Mollet NR, et al. Reliable high speed coronary computed tomography in symptomatic patients. J Am Coll Cardiol, 2007, 50 (8): 786-794.

6. 刘文慈, 崔冰, 王浩, 等. 多层螺旋 CT 心肌灌注对缺血性心脏病的应用价值. 中国医学影像技术, 2013, 29 (1): 38-41.

7. Delrue L, Blanckaert P, Mertens D, et al. Tissue perfusion in pathologies of the pancreas: assessment using 128-slice computed tomography. Abdom Imaging, 2012, 37 (4): 595-601.

8. Tsuji Y, Hamaguchi K, Watanabe Y, et al. Perfusion CT is superior to angiography in predicting pancreatic necrosis in patients with severe acute pancreatitis. J Gastroenterol, 2010, 45 (11): 1155-1162.

9. Sahani DV, Holalkere NS, Kambadakone A, et al. Role of computed tomography perfusion in the evaluation of pancreatic necrosis and pancreatitis after endoscopic ultrasound-guided ablation of the pancreas in a porcine model. Pancreas, 2009, 38 (7): 775-781.

10. Zhang Q, Yuan ZG, Wang DQ, et al. Perfusion CT findings in liver of patients with tumor during chemotherapy. Word J Gastroenterol, 2010, 16 (25): 3202-3205.

11. Curvo-Semedo L, Portilha MA, Ruivo C, et al. Usefulness of perfusion CT to assess response to neoadjuvant combined chemoradiotherapy in patients with locally advanced rectal Cancer. Acad Radiol, 2012, 19 (2): 203-213.

12. Rubin GD, Schmidt AJ, Logan LJ, et al. Multi-detector row CT angiography of lower extremity arterial inflow and runoff: initial experience. Radiology, 2001, 221 (1): 146-158.

13. Heijenbrok-Kal MH, Kock MC, Hunink MG. Lower extremity arterial disease: multidetector CT angiography meta-analysis. Radiology, 2007, 245 (2): 433-439.

14. Poletti PA, Rosset A, Didier D, et al. Subtraction CT angiography of the lower limbs: a new technique for the evaluation of acute arterial occlusion. AJR, 2004, 183 (5): 1445-1448.

病例 5-1 全脑灌注与头颈部 CTA 联合检查

【临床病史】

男, 60 岁, 间断头晕 7 天, 言语不利, 无意识障碍。

既往高血压史 7 年; 糖尿病史 7 年; 脑梗死 2 年。

【专科查体】

四肢肌力4级，共济运动：双侧指鼻试验不准，双侧跟膝胫试验不准，双侧轮替试验欠协调，痛温触觉减退，震颤觉减退，图形觉减退，两点辨别觉减退，位置觉减退，重量觉减退。

【临床诊断】

缺血性脑血管病、糖尿病、高血压。

【扫描方案】

对比剂	名称：碘帕醇	浓度：370mgI/ml	注射速度：5ml/s	剂量：60ml
全脑灌注	注射对比剂后5s			
流入期	扫描范围：全脑		扫描时间：14.3s	
	扫描模式：轴扫	时间间隔：每帧2s	帧数：8s	
	探测器宽度：160mm	通道数：256	旋转速度：0.28s	
	管电压：100kV	管电流：150mA		
	重建层厚：5mm	算法：标准	迭代重建率：90%	
	辐射剂量 CTDLvol：13.21mGy		DLP：211.28mGy·cm	
头颈部	先前序列完成后立即进行，转换延迟3s			
CTA	扫描范围：主动脉弓至头顶		扫描时间：1.6s	
	扫描模式：螺旋	螺距：0.992		
	探测器宽度：80mm	通道数：128	旋转速度：0.28s	
	管电压：100kV	管电流：自动 mA	噪声指数：21	
	重建层厚：0.625mm	算法：标准	迭代重建率：50%	
	辐射剂量 CTDLvol：5.67mGy		DLP：261.02mGy·cm	
全脑灌注	先前序列完成后立即进行，转换延迟3.1s			
流出期	扫描范围：全脑		扫描时间：24.3s	
	扫描模式：轴扫	时间间隔：每帧3s	帧数：9	
	探测器宽度：160mm	通道数：256	旋转速度：0.28s	
	管电压：100kV	管电流：150mA		
	重建层厚：5mm	算法：标准	迭代重建率：90%	
	辐射剂量 CTDLvol：14.86mGy		DLP：237.69mGy·cm	

【影像所见】

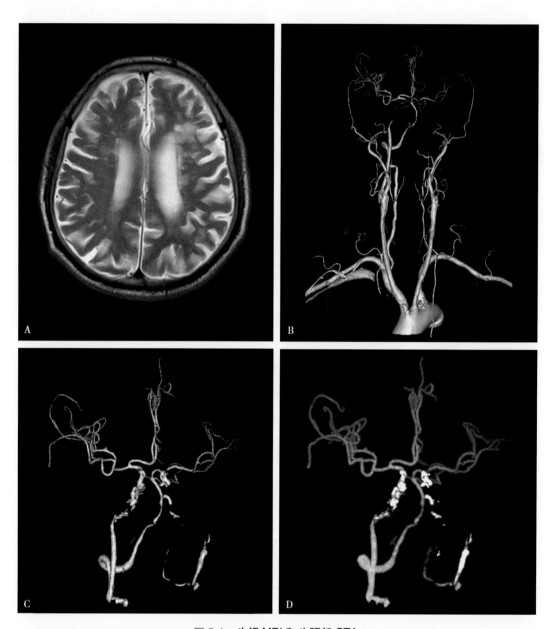

图 5-1 头颅 MRI 和头颈部 CTA

头颅 MRI 示双侧基底节区多发腔隙性梗死，左侧为著；头颈部 CTA 可见双侧颈内动脉海绵窦段多发动脉粥样硬化钙化斑，左侧颈内动脉断续显影，右侧颈内动脉岩段、双侧椎动脉颅内段多发不规则狭窄

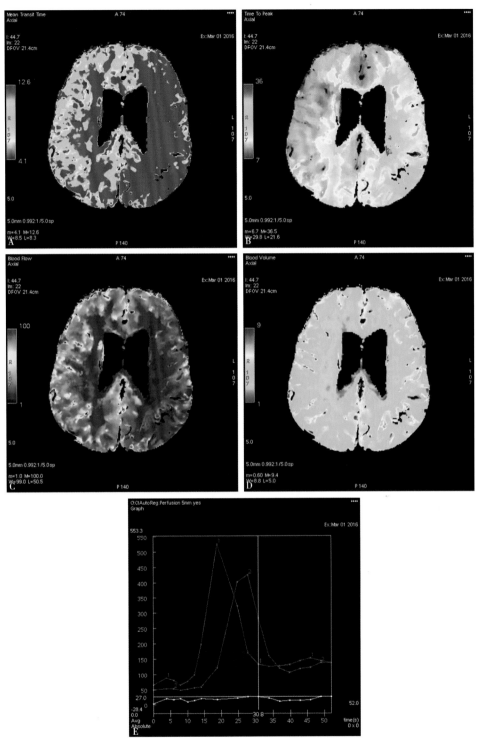

图 5-2　全脑灌注

左侧额顶叶较对侧 TTP、MTT 延长，CBF 减低，CBV 未见明显异常。需要指出的是，虽然动脉峰值时间联合进行了 CTA 检查，由于 CTA 数据分别进行处理，未影响灌注数据的时间密度曲线

技术要点

由于 CT 灌注需要在注射对比剂过程中进行连续扫描，这样涉及灌注的联合检查，与前面几种联合检查方式在处理上有所不同。前面几章的联合检查方式更多考虑不同的检查目的和需求，合理设计不同检查的时间点，尽可能兼顾不同的检查需求；而灌注检查本身就要求连续的动态扫描数据，这样与其他检查在时间点上就存在一定的矛盾，这些也是灌注联合检查的特点和需要注意的问题：

1. 预注射峰值时间测算　涉及 CT 灌注检查扫描，均不能采用自动触发方式，有经验者可以预估患者的血流时间进行设置；患者临床情况特殊或更可靠的方式是采取预注射的方法，扫描前获得患者的峰值血流时间。

以 5ml/s 的速率团注对比剂 12ml，生理盐水 20ml 冲管，注射对比剂 10s 后在兴趣血管水平开始进行连续动态轴扫，每帧间隔 2s，即扫描 1s，停顿 1s。如只需要获得动脉血流的峰值时间，可以采集 20 帧，即覆盖注射后 10~30s 的时间段；如需要获得静脉血流的峰值时间，可延迟采集时间至 40 帧。而后，在兴趣血管选取 ROI，获得动脉或静脉的对比剂达峰时间。

需要注意的是，实际注射对比剂时，由于药量增大，注射时间延长，相应的峰值时间也会比预注射时有所推迟。因此，也可在上述峰值时间基础上延迟 2s 进行时间设置。

2. 灌注数据的联合检查设置　我们以头颈部 CTA 和全脑灌注联合检查为例，说明灌注联合检查时的扫描设置。全脑灌注需要注射对比剂过程中脑部的全部时间点数据，而头颈部 CTA 需要动脉峰值时间的数据，而后者也恰恰是灌注曲线的峰值时间，这样峰值时间点的数据对于两个检查都是至关重要的。如果简单地在峰值时间进行 CTA 的扫描，会造成灌注曲线损失了动脉峰值的关键时间点，虽然也能进行数据处理，但是灌注结果可能不准确。因此，在进行灌注的联合检查时，同时进行的灌注和 CTA 检查要采用相同 kV 条件；而 mA 对 CT 值的影响不大，为了控制辐射剂量，灌注扫描可以采用更低的 mA 设置。

在相同的 kV 条件下，推荐采用灌注流入段+CTA（或其他检查）+灌注流出段的组合扫描方式，即团注对比剂后，根据预注射确定的动脉峰值时间设定 CTA 的扫描时间，而扫描方案依次完成灌注流入段、CTA 和灌注流出段的扫描。例如，预注射确定动脉的峰值时间为 16s，可以延迟 2s，选择 18s 为 CTA 的扫描时间，故扫描方案为：①灌注流入段：5~17s，每帧 2s，采集 6 帧；②CTA 扫描：18s 开始，扫描时间 2s；③灌注流出段：20~50s，每帧 3s，采集 11 帧；④总时间推荐采集 45~50s。

对于 CTA 的图像处理，为便于去除颅底骨质，在注射对比剂前进行头颈部的蒙片扫描，通过剪影处理获得 CTA 图像。其次，所有时间点的图像数据均可参与灌注曲线的计算，确保灌注数据的完整性。实际工作中，也可以对患者进行绑带固定，避免在整个扫描过程中的移动。

病例 5-2　心肌灌注与冠状动脉 CTA 联合检查

【临床病史】

男，61 岁，入院前 5 小时无明显诱因出现前胸及后背部疼痛，伴胸闷及憋气，四肢无力，无大汗、头晕、头痛，口服"速效救心丸"后症状缓解；于入院前 2 小时再次出现胸痛症状就诊。

【专科查体】

血压 130/80mmHg，心音有力，律齐，心率 75 次／分，各瓣膜听诊区未闻及病理性杂音，未闻及心包摩擦音。

【临床诊断】

冠心病、急性冠脉综合征。

【扫描方案】

对比剂	名称：碘帕醇	浓度：370mgI/ml	注射速度：5ml/s		剂量：70ml
心肌灌注 流入期	注射对比剂后 5s				
	扫描范围：全心脏			扫描时间：12.3s	
	扫描模式：轴扫	时间间隔：每帧 2s	帧数：8 帧		
	探测器宽度：160mm	通道数：256	旋转速度：0.28s		
	管电压：100kV	管电流：200mA			
	重建层厚：5mm	算法：标准	迭代重建率：80%		
	辐射剂量　CTDLvol：17.63mGy		DLP：211.60mGy·cm		
冠状动脉 CTA	先前序列完成后立即进行，转换延迟 2s				
	扫描范围：全心脏			扫描时间：0.6s	
	扫描模式：轴扫				
	探测器宽度：80mm	通道数：128	旋转速度：0.28s		
	管电压：100kV	管电流：自动 mA	噪声指数：21		
	重建层厚：0.625mm	算法：标准	迭代重建率：40%		
	辐射剂量　CTDLvol：6.54mGy		DLP：78.44mGy·cm		
心肌灌注 流出期	先前序列完成后立即进行，转换延迟 2s				
	扫描范围：全心脏			扫描时间：21.3s	
	扫描模式：轴扫	时间间隔：每帧 3s	帧数：8		
	探测器宽度：160mm	通道数：256	旋转速度：0.28s		
	管电压：100kV	管电流：200mA			
	重建层厚：5mm	算法：标准	迭代重建率：80%		
	辐射剂量　CTDLvol：17.63mGy		DLP：211.60mGy·cm		

【影像所见】

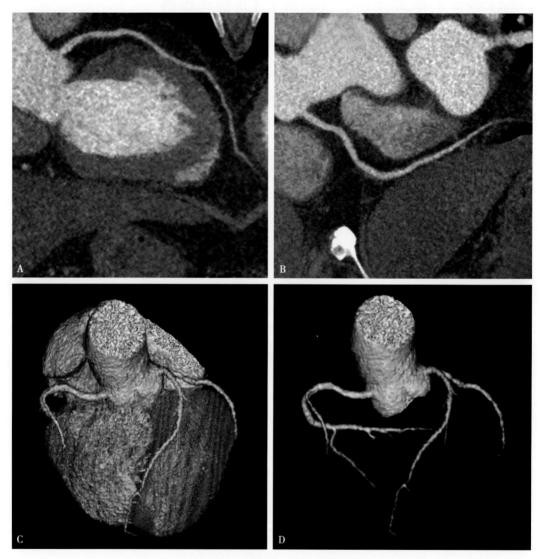

图 5-3　冠状动脉 CTA 图像

显示各冠状动脉血管分支的走行，未见异常狭窄

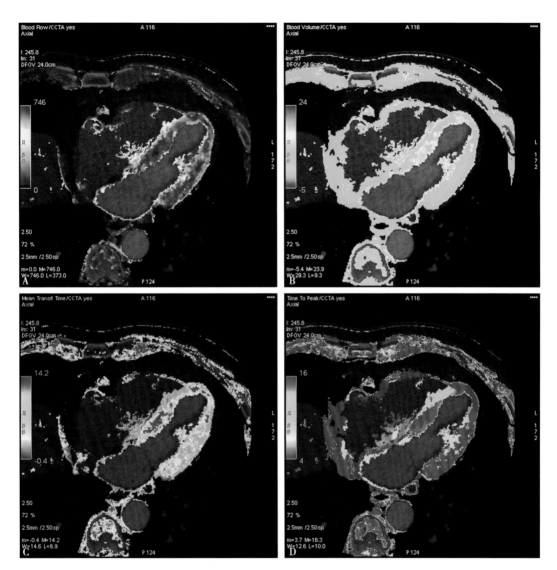

图 5-4　心肌灌注图像

心肌的 BF、BV、MTT、TTP 未见明显异常

> **技术要点**
>
> 1. 临床进行冠脉 CTA 与心肌灌注联合检查时，仍建议采用预注射方式确定扫描时间。
>
> 2. 对于心肌灌注的检查，负荷后扫描虽然敏感性更高，但是由于风险较大，目前开展有限。心肌灌注后处理时，应选择收缩期，因此期心肌相对肥厚，对缺血较为敏感。
>
> 3. 对于搭桥手术后患者，扫描野应包括搭桥血管，宽体检测器设备可以采用双轴扫描方式进行。

病例 5-3　肺癌：　灌注与胸部两期增强联合检查

【临床病史】

男，86 岁，咳嗽、咳痰 5 天，入院前查体发现肺内肿物。

【临床诊断】

肺内肿物，性质待定。

【实验室检查】

检查项目	数值（正常范围）
白细胞	$6.19×10^9/L$（3.5~9.5）
嗜酸性粒细胞比例	11.5%（0.4~8.0）
低密度脂蛋白胆固醇	3.92mmol/L（2.7~3.37）
神经元烯醇化酶	17.64ng/ml（0~16.3）

【扫描方案】

对比剂	名称：碘帕醇	浓度：370mgI/ml	注射速度：5ml/s	剂量：70ml
胸部肿物	注射对比剂后 5s			
灌注流入期	扫描范围：胸部肿物局部		扫描时间：20.5s	
	扫描模式：轴扫	时间间隔：每帧 2s	帧数：11	
	探测器宽度：160mm	通道数：256	旋转速度：0.5s	
	管电压：100kV	管电流：70mA		
	重建层厚：5mm	算法：标准	迭代重建率：90%	
	辐射剂量　CTDLvol：15.13mGy		DLP：242.11mGy·cm	
胸部增强	先前序列完成后立即进行，转换延迟 2.2s			
动脉期	扫描范围：双侧肺尖至肋膈角		扫描时间：4.0s	
	扫描模式：螺旋	螺距：0.992		
	探测器宽度：80mm	通道数：128	旋转速度：0.5s	
	管电压：100kV	管电流：自动 mA	噪声指数：21	
	重建层厚：0.625mm	算法：标准	迭代重建率：40%	
	辐射剂量　CTDLvol：4.22mGy		DLP：150.41mGy·cm	
胸部肿物	先前序列完成后立即进行，转换延迟 3s			
灌注流出期	扫描范围：胸部肿物局部		扫描时间：21.5s	
	扫描模式：轴扫	时间间隔：每帧 3s	帧数：8	
	探测器宽度：160mm	通道数：256	旋转速度：0.5s	
	管电压：100kV	管电流：70mA		
	重建层厚：5mm	算法：标准	迭代重建率：90%	
	辐射剂量　CTDLvol：9.63mGy		DLP：154.07mGy·cm	
胸部增强	先前序列完成后立即进行，转换延迟 2.2s			
实质期	扫描范围：双侧肺尖至肋膈角		扫描时间：4.0s	
	扫描模式：螺旋	螺距：0.992		
	探测器宽度：80mm	通道数：128	旋转速度：0.5s	
	管电压：100kV	管电流：自动 mA	噪声指数：21	
	重建层厚：0.625mm	算法：标准	迭代重建率：40%	
	辐射剂量　CTDLvol：4.22mGy		DLP：150.41mGy·cm	

【影像所见】

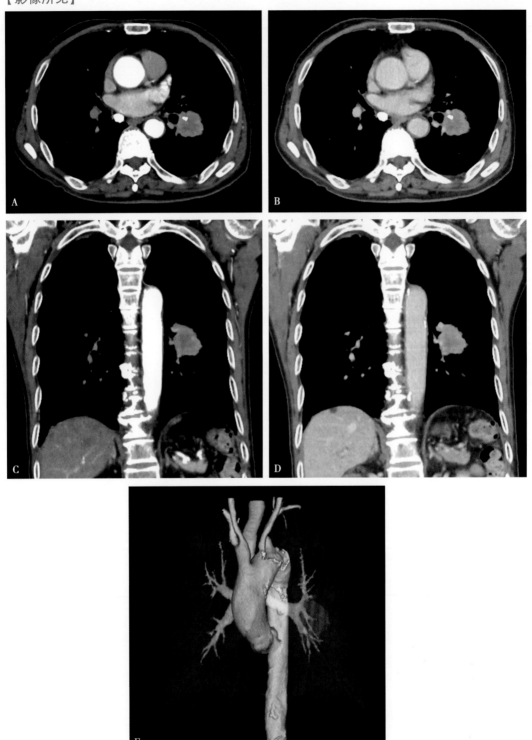

图 5-5　胸部双期增强 CT 图像

左肺门不规则肿物，内部伴点状钙化，增强后呈明显不均匀强化，其内可见不强化的坏死区，VR
重组图像显示左肺门处肿物与左侧支气管分界不清

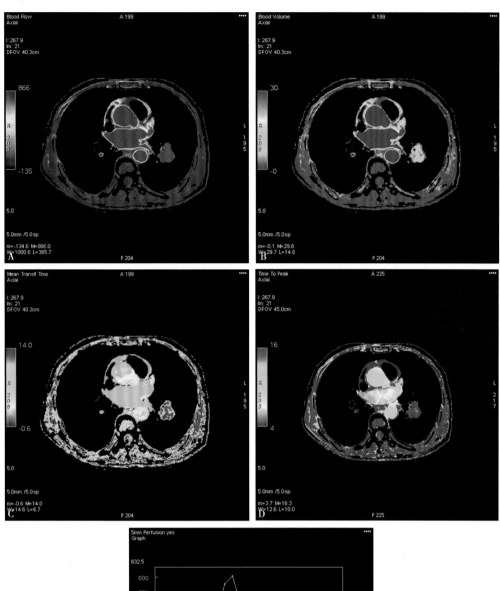

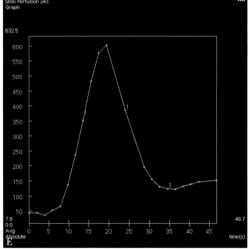

图 5-6　肿物的灌注 CT 图像

左肺门肿物 BF 减低，BV 减低，MTT、TTP 延长

技术要点

　　灌注检查需要扫描时间较长，为避免胸部呼吸运动的影响，须嘱患者尽可能屏气，配合欠佳者可能导致灌注检查结果的不准确。

病例 5-4　肝癌：灌注与腹部三期增强联合检查

【临床病史】

　　男，54 岁，右上腹胀痛 1 周，3 天前腹部 B 超发现肝内多发实性占位。

【专科查体】

　　全身皮肤黏膜轻度黄染，腹部略膨隆，剑突下轻压痛。

【临床诊断】

　　肝脏多发实性占位（肝癌?）

【实验室检查】

检查项目	数值（正常范围）
白细胞	$9.38×10^9/L$（3.5~9.5）
红细胞	$4.23×10^{12}/L$（4.3~5.8）
总蛋白	62.0g/L（65~85）
白蛋白	36.4g/L（40~55）
总胆红素	43.41μmol/L（0~21）
直接胆红素	18.10μmol/L（0~5）
间接胆红素	25.31μmol/L（0~13.6）
甘油三酯	6.63mmol/L（0~1.7）

【扫描方案】

对比剂	名称：碘帕醇　　浓度：370mgI/ml　　注射速度：5ml/s　　剂量：70ml		
肝脏灌注 1 期	注射对比剂后 5s		
	扫描范围：肝脏		扫描时间：20.5s
	扫描模式：轴扫	时间间隔：每帧 2s	帧数：11
	探测器宽度：160mm	通道数：256	旋转速度：0.5s
	管电压：100kV	管电流：80mA	
	重建层厚：5mm	算法：标准	迭代重建率：90%
	辐射剂量　CTDLvol：17.36mGy	DLP：277.81mGy·cm	

（接下页）

（接上页）

肝脏增强	先前序列完成后立即进行，转换延迟 2.2s		
动脉期	扫描范围：膈顶至双肾下极		扫描时间：4.0s
	扫描模式：螺旋	螺距：0.992	
	探测器宽度：80mm	通道数：128	旋转速度：0.5s
	管电压：100kV	管电流：自动 mA	噪声指数：7
	重建层厚：5mm	算法：标准	迭代重建率：40%
	辐射剂量　CTDLvol：5.28mGy		DLP：196.04mGy·cm
肝脏灌注	先前序列完成后立即进行，转换延迟 3.1s		
2 期	扫描范围：肝脏		扫描时间：14.5s
	扫描模式：轴扫	时间间隔：每帧 2s	帧数：8
	探测器宽度：160mm	通道数：256	旋转速度：0.5s
	管电压：100kV	管电流：80mA	
	重建层厚：5mm	算法：标准	迭代重建：90%
	辐射剂量　CTDLvol：12.58mGy		DLP：201.28mGy·cm
肝脏增强	先前序列完成后立即进行，转换延迟 2.2s		
门静脉期	扫描范围：双肾下极至膈顶		扫描时间：4.0s
	扫描模式：螺旋	螺距：0.992	
	探测器宽度：80mm	通道数：128	旋转速度：0.5s
	管电压：100kV	管电流：自动 mA	噪声指数：7
	重建层厚：5mm	算法：标准	迭代重建率：40%
	辐射剂量　CTDLvol：5.28mGy		DLP：196.04mGy·cm
肝脏灌注	先前序列完成后立即进行，转换延迟 3.1s		
3 期	扫描范围：肝脏		扫描时间：15.5s
	扫描模式：轴扫	时间间隔：每帧 3s	帧数：6
	探测器宽度：160mm	通道数：256	旋转速度：0.5s
	管电压：100kV	管电流：80mA	
	重建层厚：5mm	算法：标准	迭代重建率：90%
	辐射剂量　CTDLvol：9.44mGy		DLP：150.96mGy·cm

（接下页）

（接上页）

肝脏增强	灌注 3 期后 20s		
实质期	扫描范围：膈顶至双肾下极		扫描时间：4.0s
	扫描模式：螺旋	螺距：0.992	
	探测器宽度：80mm	通道数：128	旋转速度：0.5s
	管电压：100kV	管电流：自动 mA	噪声指数：7
	重建层厚：5mm	算法：标准	迭代重建率：40%
	辐射剂量　CTDLvol：5.28mGy		DLP：196.04mGy·cm

【影像所见】

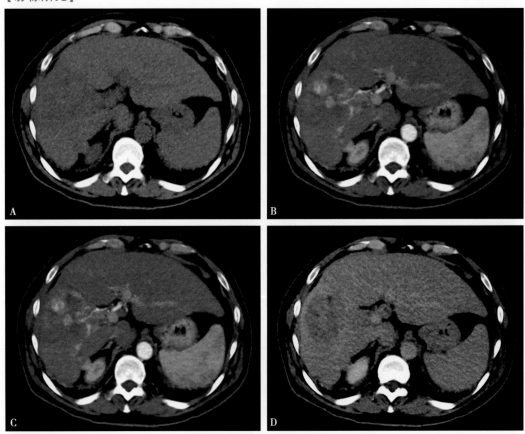

图 5-7　腹部平扫、动脉期、门静脉期和实质期图像

肝右叶肿物呈多发结节状并相互融合，动脉期呈明显不均匀强化，门静脉期强化程度减低，实质期呈低密度

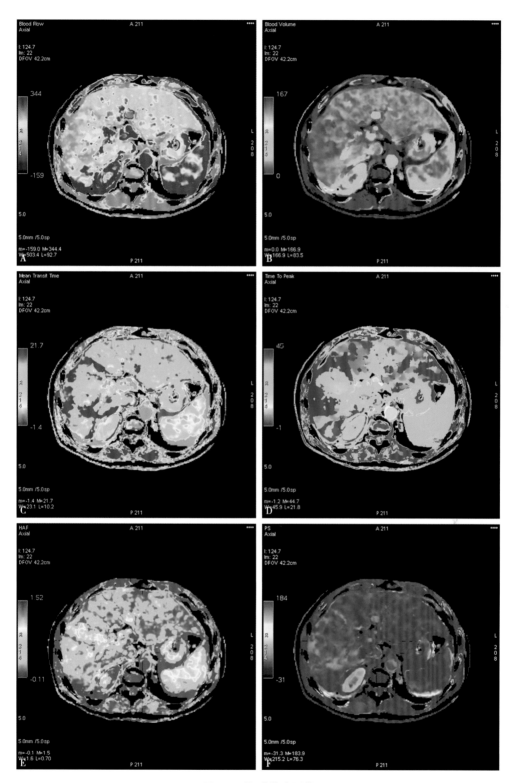

图 5-8　肝脏灌注图像

肝右叶肿块血流量（BF）、血容量（BV）升高，平均通过时间（MTT）、达峰时间（TTP）
缩短，肝动脉指数（HAF）、表面通透性（PS）升高

技术要点

　　1. 临床进行肝脏灌注与腹部增强联合检查时，由于检查时间较差，应注意腹部呼吸运动的影响，可绑腹带或适当腹部加压，以减少腹部运动。

　　2. 灌注与增强检查也可以与腹部 CTA 联合应用。对于腹部多期检查，可以根据经验设置腹部多期扫描的时间，部分特殊（如门静脉栓塞）患者，由于血流速度慢可致强化峰值时间延迟，可选择灌注期相中血管显示好的一帧进行后处理，得到相对较好的血管图像。

病例 5-5　肝癌复发：灌注与腹部增强联合检查

【临床病史】

　　男，50 岁，3 年前腹胀，于当地医院就诊，发现肝占位性病变、肝硬化、腹水。3 年来先后行介入经导管化疗栓塞术（TACE）治疗 4 个疗程，末次治疗时间为 1 年前，而后进行 CIK 细胞治疗，临床情况稳定，但近 2 周出现乏力、食欲缺乏。

【专科查体】

　　皮肤巩膜无黄染，腹部膨隆，肝、胆未触及，右肋下缘轻度压痛、叩击痛，移动性浊音阳性。双下肢无水肿。

【临床诊断】

　　原发性肝癌，乙型肝炎，肝硬化。

【实验室检查】

检查项目	数值（正常范围）
血氨	64μmol/L（18~60）
白细胞	$3.31×10^9$/L（3.5~9.5）
红细胞	$3.32×10^{12}$/L（4.3~5.8）
血小板	$51×10^9$/L（125~350）
总蛋白	56g/L（65~85）
总胆红素	24.59μmol/L（0~21）
直接胆红素	7.93μmol/L（0~5）
凝血酶原时间	18.5s（8.8~13.8）
INR（国际标准化比值）	1.61（0.8~1.2）
D-二聚体	2095.24μg/L（0~500）

【扫描方案】

对比剂	名称：碘帕醇	浓度：370mgI／ml	注射速度：5ml/s	剂量：70ml
肝脏灌注 **1 期**	注射对比剂后 5s			
	扫描范围：肝脏			扫描时间：20.5s
	扫描模式：轴扫	时间间隔：每帧 2s	帧数：11	
	探测器宽度：160mm	通道数：256	旋转速度：0.5s	
	管电压：100kV	管电流：80mA		
	重建层厚：5mm	算法：标准	迭代重建率：90%	
	辐射剂量 CTDLvol：17.36mGy		DLP：277.81mGy·cm	
肝脏增强 **动脉期**	先前序列完成后立即进行，转换延迟 2.2s			
	扫描范围：膈顶至双肾下极			扫描时间：4.0s
	扫描模式：螺旋	螺距：0.992		
	探测器宽度：80mm	通道数：128	旋转速度：0.5s	
	管电压：100kV	管电流：自动 mA	噪声指数：7	
	重建层厚：5mm	算法：标准	迭代重建率：40%	
	辐射剂量 CTDLvol：5.28mGy		DLP：196.04mGy·cm	
肝脏灌注 **2 期**	先前序列完成后立即进行，转换延迟 3.1s			
	扫描范围：肝脏			扫描时间：14.5s
	扫描模式：轴扫	时间间隔：每帧 2s	帧数：8	
	探测器宽度：160mm	通道数：256	旋转速度：0.5s	
	管电压：100kV	管电流：80mA		
	重建层厚：5mm	算法：标准	迭代重建率：90%	
	辐射剂量 CTDLvol：12.58mGy		DLP：201.28mGy·cm	
肝脏增强门 **静脉期**	先前序列完成后立即进行，转换延迟 2.2s			
	扫描范围：双肾下极至膈顶			扫描时间：4.0s
	扫描模式：螺旋	螺距：0.992		
	探测器宽度：80mm	通道数：128	旋转速度：0.5s	
	管电压：100kV	管电流：自动 mA	噪声指数：7	
	重建层厚：5mm	算法：标准	迭代重建率：40%	
	辐射剂量 CTDLvol：5.28mGy		DLP：196.04mGy·cm	
肝脏灌注 **3 期**	先前序列完成后立即进行，转换延迟 3.1s			
	扫描范围：肝脏			扫描时间：15.5s
	扫描模式：轴扫	时间间隔：每帧 3s	帧数：6	
	探测器宽度：160mm	通道数：256	旋转速度：0.5s	
	管电压：100kV	管电流：80mA		
	重建层厚：5mm	算法：标准	迭代重建率：90%	
	辐射剂量 CTDLvol：9.44mGy		DLP：150.96mGy·cm	

（接下页）

（接上页）

肝脏增强	灌注 3 期后 20s		
实质期	扫描范围：膈顶至双肾下极		扫描时间：4.0s
	扫描模式：螺旋	螺距：0.992	
	探测器宽度：80mm	通道数：128	旋转速度：0.5s
	管电压：100kV	管电流：自动 mA	噪声指数：7
	重建层厚：5mm	算法：标准	迭代重建率：40%
	辐射剂量　CTDLvol：5.28mGy	DLP：196.04mGy·cm	

【影像所见】

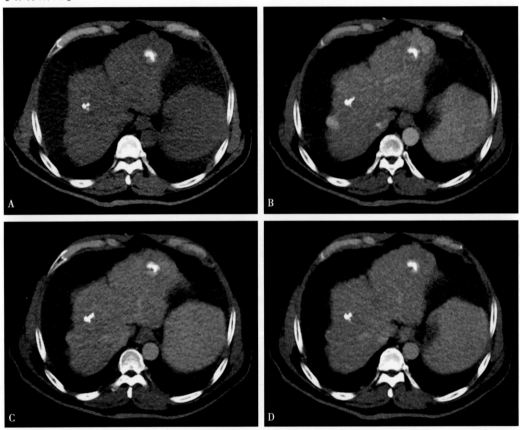

图 5-9　肝脏平扫、动脉期、门静脉期和实质期增强 CT 图像

肝脏形态不规则，肝裂增宽，边缘呈结节状，肝实质内（S2、S8）可见多发介入化疗栓塞术后结节状高密度影。此外，肝内可见多发结节状低密度影，增强后动脉期可见明显强化，门静脉期强化程度减低，实质期呈低密度影

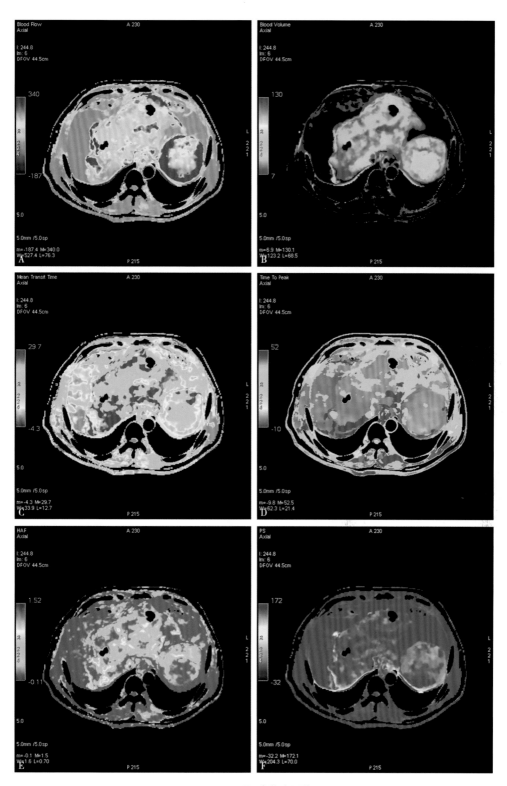

图 5-10　肝脏灌注图像

肝脏新发结节血流量（BF）增高，血容量（BV）轻度升高，平均通过时间（MTT）、达峰时间（TTP）缩短，肝动脉指数（HAF）、表面通透性（PS）升高

病例 5-6 **胰腺癌：胰腺灌注＋增强＋CTA 联合检查**

【临床病史】

男，66 岁，间断腹胀、呕吐 50 天余。

【专科查体】

全身皮肤黏膜无黄染，腹部平软，未见胃肠形及蠕动波，无腹壁静脉明显曲张，腹式呼吸存在，剑突下轻压痛、无反跳痛及腹肌紧张，肝、脾肋下未触及，叩诊呈鼓音，腹水征阴性，肠鸣音 10 次/分。

【临床诊断】

腹胀待查。

【实验室检查】

检查项目	数值（正常范围）
白细胞	$9.38×10^9/L$（$3.5～9.5$）
红细胞	$4.23×10^{12}/L$（$4.3～5.8$）
总蛋白	62.0g/L（65～85）
白蛋白	33.4g/L（40～55）
总胆红素	43.41μmol/L（0～21）
直接胆红素	18.10μmol/L（0～5）
间接胆红素	25.31μmol/L（0～13.6）
甘油三酯	6.63mmol/L（0～1.7）

【扫描方案】

对比剂	名称：碘帕醇	浓度：370mgI/ml	注射速度：5ml/s	剂量：70ml
胰腺灌注	注射对比剂后5s			
1 期	扫描范围：胰腺			扫描时间：20.5s
	扫描模式：轴扫	时间间隔：每帧2s	帧数：11	
	探测器宽度：160mm	通道数：256	旋转速度：0.5s	
	管电压：100kV	管电流：80mA		
	重建层厚：5mm	算法：标准	迭代重建率：90%	
	辐射剂量　CTDLvol：17.36mGy		DLP：277.81mGy·cm	

（接下页）

（接上页）

动脉期	先前序列完成后立即进行，转换延迟 2.2s		
	扫描范围：膈顶至双肾下极		扫描时间：4.0s
	扫描模式：螺旋	螺距：0.992	
	探测器宽度：80mm	通道数：128	旋转速度：0.5s
	管电压：100kV	管电流：自动 mA	噪声指数：21
	重建层厚：0.625mm	算法：标准	迭代重建率：40%
	辐射剂量 CTDLvol：8.02mGy		DLP：245.64mGy·cm
胰腺灌注 2 期	先前序列完成后立即进行，转换延迟 3.1s		
	扫描范围：肝脏		扫描时间：14.5s
	扫描模式：轴扫	时间间隔：每帧 2s	帧数：8
	探测器宽度：160mm	通道数：256	旋转速度：0.5s
	管电压：100kV	管电流：80mA	
	重建层厚：5mm	算法：标准	迭代重建率：90%
	辐射剂量 CTDLvol：12.58mGy		DLP：201.28mGy·cm
胰腺期	先前序列完成后立即进行，转换延迟 2.2s		
	扫描范围：膈顶至双肾下极		扫描时间：4.0s
	扫描模式：螺旋	螺距：0.992	
	探测器宽度：80mm	通道数：128	旋转速度：0.5s
	管电压：100kV	管电流：自动 mA	噪声指数：21
	重建层厚：0.625mm	算法：标准	迭代重建率：40%
	辐射剂量 CTDLvol：8.02mGy		DLP：245.64mGy·cm
胰腺灌注 3 期	先前序列完成后立即进行，转换延迟 3.1s		
	扫描范围：肝脏		扫描时间：15.5s
	扫描模式：轴扫	时间间隔：每帧 3s	帧数：6
	探测器宽度：160mm	通道数：256	旋转速度：0.5s
	管电压：100kV	管电流：80mA	
	重建层厚：5mm	算法：标准	迭代重建率：90%
	辐射剂量 CTDLvol：9.44mGy		DLP：150.96mGy·cm
肝脏期	灌注 3 期后 20s		
	扫描范围：膈顶至双肾下极		扫描时间：4.0s
	扫描模式：螺旋	螺距：0.992	
	探测器宽度：80mm	通道数：128	旋转速度：0.5s
	管电压：100kV	管电流：自动 mA	噪声指数：21
	重建层厚：0.625mm	算法：标准	迭代重建率：40%
	辐射剂量 CTDLvol：8.02mGy		DLP：245.64mGy·cm

【影像所见】

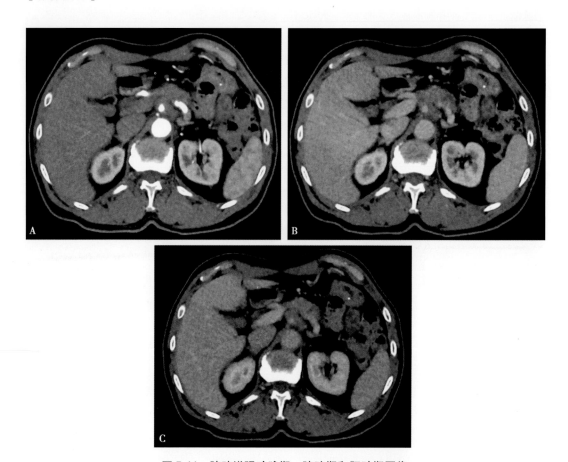

图 5-11　胰腺增强动脉期、胰腺期和肝脏期图像

胰腺体部轮廓毛糙，边界不清，胰尾体积减小，增强后密度不均匀，后方与腹腔干分界不清

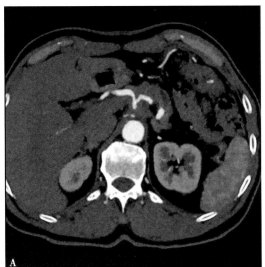
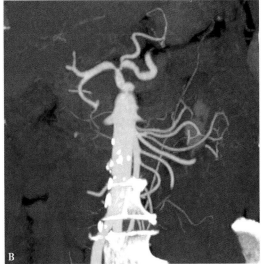
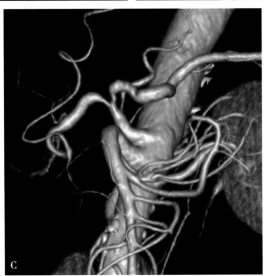

图 5-12　腹部 CTA 图像

胰体部肿物累及腹腔干，并致腹腔干分叉处局部狭窄

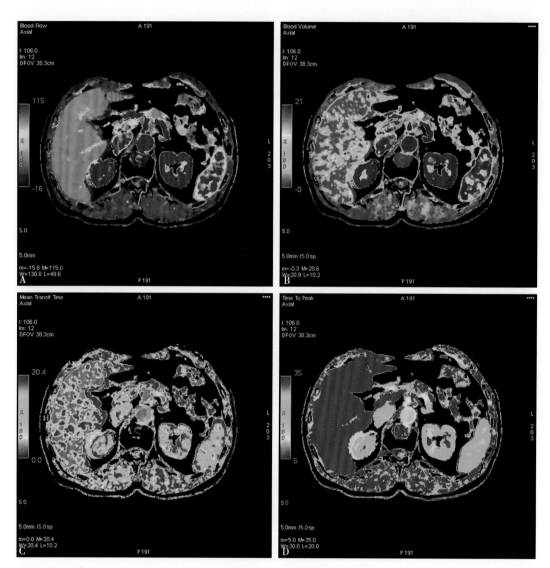

图 5-13 灌注图像

胰体部肿物 BF、BV 减低，MTT、TTP 延长

病例 5-7 　囊肾肿：肾脏灌注与增强联合检查

【临床病史】

男，30 岁，发现右肾多发囊肿 7 年，逐渐增大。

【专科查体】

双肾区对称，双肾未触及，无明显叩痛，两输尿管走行区无深压痛。耻骨上膀胱区无隆起，无压痛。

【临床诊断】

右肾多发囊肿，囊性肾癌待除外。

【扫描方案】

对比剂	名称：碘帕醇	浓度：370mgI/ml		注射速度：5ml/s		剂量：70ml
肾灌注 1 期	注射对比剂后 5s					
	扫描范围：双肾			扫描时间：20.5s		
	扫描模式：轴扫		时间间隔：每帧 2s	帧数：11		
	探测器宽度：160mm		通道数：256	旋转速度：0.5s		
	管电压：100kV		管电流：80mA			
	重建层厚：5mm		算法：标准	迭代重建率：90%		
	辐射剂量　CTDLvol：17.36mGy			DLP：277.81mGy·cm		
肾皮质期	先前序列完成后立即进行，转换延迟 3.2s					
	扫描范围：膈顶至双肾下极			扫描时间：4.0s		
	扫描模式：螺旋		螺距：0.992			
	探测器宽度：80mm		通道数：128	旋转速度：0.5s		
	管电压：100kV		管电流：自动 mA	噪声指数：21		
	重建层厚：0.625mm		算法：标准	迭代重建率：40%		
	辐射剂量　CTDLvol：8.02mGy			DLP：245.64mGy·cm		
肾灌注 2 期	先前序列完成后立即进行，转换延迟 2.1s					
	扫描范围：双肾			扫描时间：14.5s		
	扫描模式：轴扫		时间间隔：每帧 2s	帧数：8		
	探测器宽度：160mm		通道数：256	旋转速度：0.5s		
	管电压：100kV		管电流：80mA			
	重建层厚：5mm		算法：标准	迭代重建率：90%		
	辐射剂量　CTDLvol：12.58mGy			DLP：201.25mGy·cm		

（接下页）

（接上页）

肾灌注 3 期	先前序列完成后立即进行，转换延迟 1.5s		
	扫描范围：双肾		扫描时间：15.5s
	扫描模式：轴扫	时间间隔：每帧 3s	帧数：6
	探测器宽度：160mm	通道数：256	旋转速度：0.5s
	管电压：100kV	管电流：80mA	
	重建层厚：5mm	算法：标准	迭代重建率：90%
	辐射剂量　CTDLvol：9.43mGy		DLP：150.94mGy·cm
肾髓质期	先前序列完成后立即进行，转换延迟 3.2s		
	扫描范围：膈顶至双肾下极		扫描时间：4.0s
	扫描模式：螺旋	螺距：0.992	
	探测器宽度：80mm	通道数：128	旋转速度：0.5s
	管电压：100kV	管电流：自动 mA	噪声指数：21
	重建层厚：0.625mm	算法：标准	迭代重建率：40%
	辐射剂量　CTDLvol：8.02mGy		DLP：245.64mGy·cm
肾排泄期	肾髓质期后 120s		
	扫描范围：膈顶至双肾下极		扫描时间：4.0s
	扫描模式：螺旋	螺距：0.992	
	探测器宽度：80mm	通道数：128	旋转速度：0.5s
	管电压：100kV	管电流：自动 mA	噪声指数：21
	重建层厚：0.625mm	算法：标准	迭代重建率：40%
	辐射剂量　CTDLvol：8.02mGy		DLP：245.64mGy·cm

【影像所见】

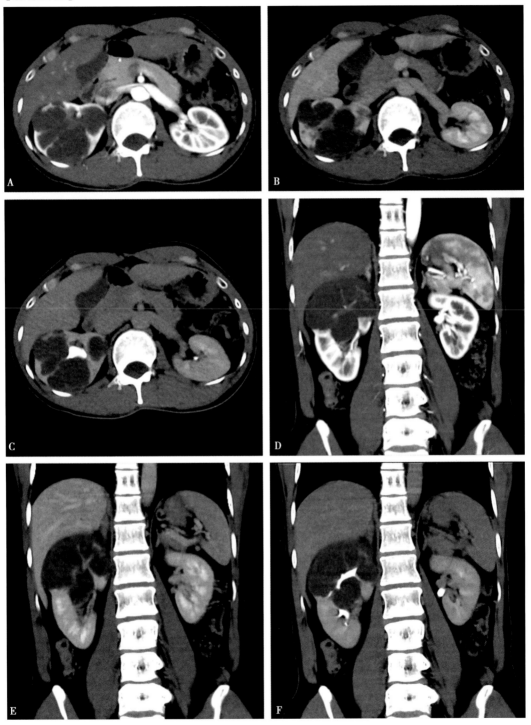

图 5-14　肾皮质期、髓质期和排泄器增强 CT 图像

右肾多发类圆形低密度影，各期均未见强化

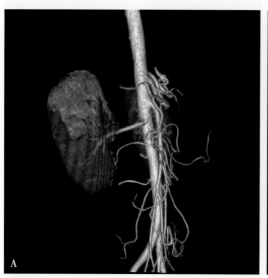
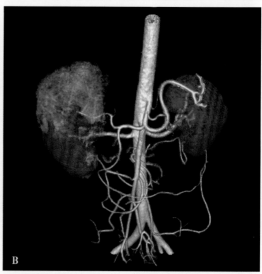

图 5-15　三维重组图像

显示双肾动脉情况，并可见右肾多发囊肿部分融合，突出肾脏轮廓之外

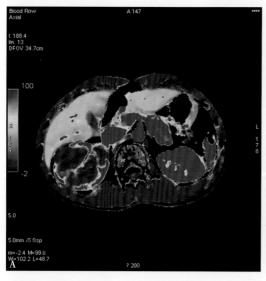
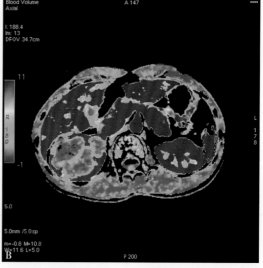

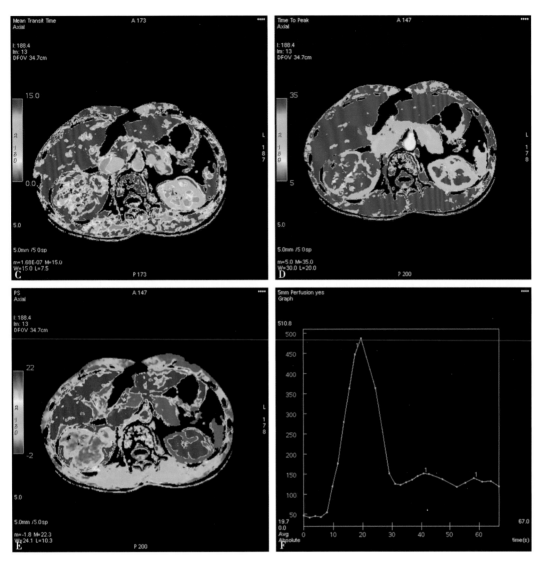

图 5-16　肾 CT 灌注图像

右肾多发 BV、BF 减低，TTP、MTT 延长，PS 减低

病例 5-8　糖尿病足：足部灌注与下肢 CTA 联合检查

【临床病史】

男，68 岁，双足部破溃、渗出半年余，疼痛 2 个月。

糖尿病 30 年，空腹 12mmol/L，半年前无明显诱因下出现双足部破溃、渗出，右侧较重，曾于外院长期足部换药、清创治疗。2 个月前出现足部疼痛，右侧为著，足趾发黑行手术清创，现右侧第 3、4、5 足趾缺如，第 1、2 足趾部分缺如。

【专科查体】

右足第3、4、5趾缺如，右足腓背侧及截趾术后创面6cm×13cm，创面内有肉芽及坏死组织，右足第1趾创口1.5cm×1.5cm；左足第2、3趾背侧黑痂，左踝外侧相邻处两处黑痂；双侧股动脉搏动可及，双侧腘动脉、胫后动脉及双足背动脉搏动未触及。

【临床诊断】

糖尿病足，右足腓背侧及截趾术后。

【扫描方案】

对比剂	名称：碘帕醇	浓度：320mgI/ml	注射速度：5ml/s	剂量：50ml
足部灌注	注射对比剂后5s			
流入期	扫描范围：双足部			扫描时间：35s
	扫描模式：轴扫	时间间隔：每帧2s	帧数：18	
	探测器宽度：160mm	通道数：256	旋转速度：0.5s	
	管电压：100kV	管电流：60mA		
	重建层厚：5mm	算法：标准	迭代重建率：90%	
	辐射剂量 CTDLvol：42.45mGy		DLP：679.14mGy·cm	
足部灌注	先前序列完成后立即进行，转换延迟1.5s			
流出期	扫描范围：双足部			扫描时间：58s
	扫描模式：轴扫	时间间隔：每帧3s	帧数：20	
	探测器宽度：160mm	通道数：256	旋转速度：0.5s	
	管电压：100kV	管电流：60mA		
	重建层厚：5mm	算法：标准	迭代重建率：90%	
	辐射剂量 CTDLvol：47.16mGy		DLP：754.60mGy·cm	

注：灌注数据的峰值可用于CTA时间点设置的参考

对比剂	名称：碘帕醇	浓度：320mgI/ml	注射速度：5ml/s	剂量：80ml
下肢CTA	延迟方式：Smart Prep ROI位置：腹主动脉 阈值：150HU			
	扫描范围：髂嵴至足底			扫描时间：15.6s
	扫描模式：螺旋	螺距：0.984		
	探测器宽度：40mm	通道数：64	旋转速度：0.5s	
	管电压：100kV	管电流：自动mA	噪声指数：21	
	重建层厚：0.625mm	算法：标准	迭代重建率：60%	
	辐射剂量 CTDLvol：6.43mGy		DLP：790.14mGy·cm	

【影像所见】

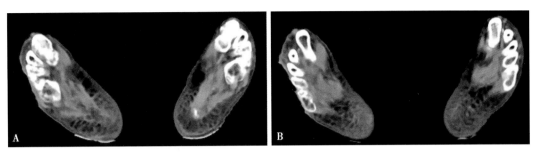

图 5-17 足部 CT 图像

可见左侧足部肌肉较右侧明显萎缩

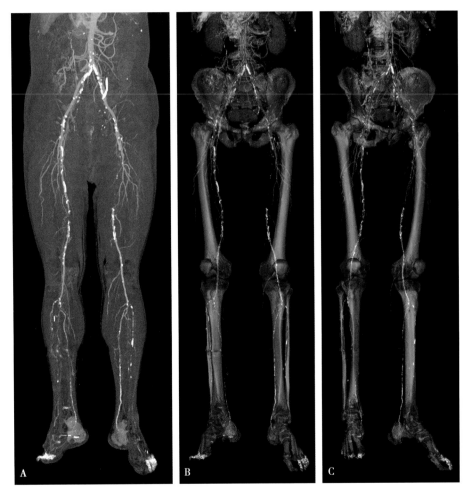

图 5-18 下肢 CTA 重组图像

双侧股动脉、右侧胫前动脉断续显示，右侧为著，左侧胫前动脉闭塞未显示，腹主动脉分叉、双侧髂动脉、双侧股动脉至双侧胫后动脉管壁可见多发不规则动脉硬化斑块

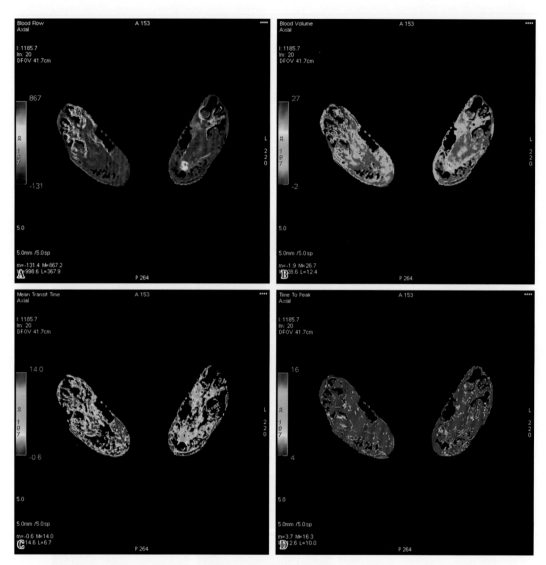

图 5-19　足部 CT 灌注图像

左侧足部肌肉局部 BF、BV 较右侧减低，MTT、TTP 较右侧延长

技术要点

1. 对于糖尿病患者而言，双足病变较为常见，如果能评估双足局部的血管和灌注情况，对其血供和组织内环境的评估有更为明确的认识，则能更准确地指导临床处理和手术方式与范围。

2. 从肘静脉注射造影剂后，回心时间约为 20s，至主动脉分叉处约为 30s，至膝部约为 40s，至足部约为 50s，但是病变因素可能造成远端时间明显延迟，因此灌注扫描时间需要延长至 90~100s。

3. 扫描时，注意双足固定，避免过多的运动。灌注后处理时的参考血管一定注意避开钙化、空气等，选择连续的动脉为宜。

（冀晓东 柴 超 程 悦 夏 爽）

第6章

CT 辐射剂量与联合检查中的剂量控制

CT的广泛应用为临床疾病的准确诊断带来了巨大的帮助，但同时它也成为医源性辐射的主要原因。X射线操作者应严格遵循辐射防护最优化（as low as reasonably achievable, ALARA）原则，针对患者的不同体型、不同疾病、不同检查部位等临床情况，在进行联合检查选择最佳的合理化扫描方案，在保证图像质量的同时，将辐射剂量控制在最低水平。

一、CT辐射剂量的控制

根据辐射剂量公式 $I = K \times i \times U_n$（K为高压稳流常数，i为管电流，U为管电压），降低辐射剂量主要体现在三个方面：①扫描参数（降低管电压、管电流、增大螺距）；②扫描技术（自动管电流调节技术、自动管电压调节技术、迭代重建算法、双能量CT虚拟平扫等）；③计算机的硬件（检测器、滤线器）更新。

1. 降低管电压（kVp）　X线辐射剂量与kVp（kilovoltage peak；同kV）的平方成正比，因此采用降低kVp的方法来减少辐射剂量是非常有效的，如将管电压从140kVp降到120kVp，则放射剂量降少约39%。自动管电压调节技术（automatic tube voltage selection, ATVS）可以根据受检者的体型和检查目的，根据正位和侧位的定位像在70~140kVp范围内自动选择合适的管电压。

2. 降低管电流（mAs）　因管电流与辐射剂量之间呈线性关系，管电流降低，剂量下降，这也是最常采用减少辐射剂量的方法。自动管电流调节（automatic tube current modulation, ACTM）是一种基于硬件和定位像的自动辐射剂量控制技术，扫描时根据患者体型尺寸自动调节管电流。由于在非圆形横断面上各个方向上的X射线衰减量不同，自动管电流调节技术根据扫描过程中患者的体积、身体各部位的衰减特性，在不影响图像质量的前提下沿X-Y轴（角度调节）或Z轴（纵轴调节）进行管电流自动调制来降低照射剂量，具有实时在线调节照射剂量作用，既可以提高射线的利用效率，同时降低辐射剂量。

新的自动扫描技术可以同时实现kVp的自动选择和mAs的自动选择，并且通过实现对曝光角度的自动选择与调整，以降低敏感部位（如晶体和乳腺）的辐射剂量。

3. 增加螺距　螺距（pitch）即进床速度与检测器宽度的比值，一般设置在1~2。如果其他扫描条件不变，增大螺距，患者受到的辐射剂量降低。如pitch=1，用40mA每秒扫描1层则每层为40mAs；而pitch=2，则辐射剂量减半。但是pitch过大，层面敏感度轮廓曲线增宽，使图像Z轴的空间分辨力下降。通过适当增加螺距会减少辐射剂量，在给定时间增加了扫描范围或在给定范围减少了扫描时间，同时还可以减轻运动伪影。

4. 迭代重建算法　传统的滤波反投影法（filtered back projection, FBP）的优点是重建速度快，对硬件设备要求低，并且整体稳定性较好，但其对噪声及伪影较为敏感。前述的降低辐射剂量的方法，如降低扫描条件或增大螺距，在辐射剂量降低的同时都会造成图像噪声相应增加，图像质量降低。为解决这个问题，不同CT设备厂家相继推出基于不同模型构建的迭代重建算法，如西门子推出的IRIS（iterative reconstruction in image）迭代重建技术和SAFIRE（sinogram-affirmed iterative reconstruction）迭代重建技术，GE公司推出的ASIR（adaptive statistical iterative reconstruction）自适应统计迭代重建技术和MBIR（model-based iterative reconstruction）模型基础的迭代重建技术，PHILIPS公司推出的iDose4技术等。迭代重建是不同于FBP的另一种重建方式，其原理是先计算出预期的图像投影，然后与实际投影比较，通过两者差值计算校正系数，并对前期预期的投影数据进行校正，再进行新的迭代过程，如此反复，直至得到最后图像。因为具备在数据不完全和低剂量扫描条件下进行高质量成像的特点，从而克服了传统 FBP 算法在低剂量扫描时的缺点，使 CT 仅需要极少的采样数据即可完成高质量成像。应用迭代重建技术，可以在低剂量扫描条件下获得满足临床诊断需求的 CT 图像。

5. 双能量 CT 虚拟平扫　腹部 CT 常需行多期扫描（平扫、动脉期、静脉期、延迟期），患者接受的辐射剂量会成倍增加。增强检查时通过双能量 CT 扫描，而后应用虚拟平扫图像处理软件可获得虚拟平扫的图像，通过不同能量下的图像衰减信息，不仅能够获得更有价值的临床诊断信息，同时还能减少一次平扫检查的辐射剂量。研究显示，双能量 CT 虚拟平扫与常规平扫加增强检查在诊断肿瘤的准确性上无统计学差异。

此外，对于体型较小的婴幼儿或足够小的扫描部位（如头、心脏），宽排检测器可以采用轴扫代替螺旋扫描，可以降低扫描的辐射剂量。

二、增强检查中的总体剂量控制

根据辐射剂量公式，降低管电压，辐射剂量呈几何下降；降低管电流，辐射剂量呈直线下降。但单纯降低管电压造成 X 线穿透性降低，X 线透过人体的康普顿效应比例减少，光电效应比例升高，X 线光子衰减数量升高，透过人体成像的 X 线光子数量减少，会造成图像噪声升高，图像质量下降，尤其对于体质量较重者下降更明显；而通过单纯降低管电流降低辐射剂量，使得成像 X 光子数量下降，会引起图像噪声升高，密度分辨力下降。降低管电流，对于高对比分辨率组织如肺等影响较小，对于对比度差异较小的肝脏等腹部实质性脏器会带来图像质量明显下降。降低管电压时，造成 X 线光子衰减数量增加，成像光子数量减少，通过提高管电流，增加成像光子的绝对数量，可以弥补降低管电压带来图像噪声升高，改善图像质量。

多期增强检查需要保证图像质量，不影响病变的观察，管电压不宜太低。而 CTA 检查时，需要保证 CT 血管成像的图像空间分辨力，可适当降低管电压，但是管电流不能太低。目前 CT 血管成像主要推荐的方法是低 kVp 联合 ATCM，可以明显降低患者辐射剂量，而且图像噪声增加不明显。研究显示，在 100kVp 条件下联合 ATCM 技术，注射对比剂 1.0ml/kg（300mgI/ml）在主动脉 CTA 中的应用是可行的，与常规剂量 CTA 相比有效降低了辐射剂量和对比剂剂量，同时能满足临床诊断要求。灌注成像需对同一部位进行多次扫描，辐射剂量较高，应采用较低管电压（如 80kVp）以达到明显降低辐射剂量的目的。

近年来，剂量控制从单纯的降低扫描剂量向联合改进重建算法的方向发展。研究显示，70kVp 管电压条件联合迭代重建算法在头颅 CT 血管成像中的应用是可行的，与 120kVp 对照组相比，70kVp 组图像质量可满足诊断要求，辐射剂量降低了约 80%，血管内 CT 值升高了约 76%。

CT 硬件特别是新型检测器的发展，扫描条件也可进一步得到控制，患者的辐射剂量也得到改善。此外，宽排检测器的出现，使管球旋转一周（一次曝光）便可进行一个部位的检查（如头、心脏等），极大地降低患者检查中的辐射剂量，减少射线潜在的危害及致病、致癌、致畸的风险。

三、"双低"增强 CT 检查

不同浓度对比剂之间除了碘浓度不同，渗透压及黏滞度也不同。尽管高浓度碘对比剂强化效果在某些器官（如肾及大血管）高于低浓度碘对比剂，但注入的对比剂浓度过高会带来更多的全身不良反应，如荨麻疹、喉头水肿、血管神经性水肿等。此外，常温下对比剂浓度越高，则注入血管后黏滞度越大，肾小管内液体的黏度提高，从而降低了肾皮质血流量和肾小球的滤过率，最终会增加对比剂肾病发生的危险。因此，提倡在满足图像质量前提下，尽可能使用低浓度的对比剂。

管电压不仅是影响 CT 辐射剂量的主要因素，也是影响对比剂强化表现的重要因素。与标准管电压相比，低管电压更加接近碘对比剂的 K 边缘值（33.2keV）。此时，碘对 X 线的吸收增加，会造成图像中的对比强化效果更好，从而在 CT 增强或 CTA 影像中表现为物质间的对比度随 kV 降低而升高。低 kV 扫描时，图像噪声虽然有所增加，但含碘血管的光电效应却大大增加，这样图像的 SNR 和 CNR 都就会提高。低 kV 和低对比剂的"双低"扫描，同时降低了辐射剂量和对比剂用量，还可降低对比剂肾病的发生风险。研究表明，增强扫描中管电压为 90kVp、注射 80ml 对比剂，相比管电压为 120kVp 同浓度 100ml 对比剂的强化效果更明显。

四、儿童 CT 检查中的剂量控制

婴幼儿 CT 检查的挑战存在于两个方面：一方面体积较小，血管纤细，图像的空间分辨力要求较高；另一方面，婴幼儿对辐射剂量敏感，因此需要扫描时尽可能降低辐射剂量。美国科学研究院电离辐射生物效应委员会发布的电离辐射生物学效应报告书中指出，对于同一种医疗照射，在儿童时期接受照射而致癌的危险是 20~50 岁成年人的 3~4 倍。

由于儿童体积小，周径和前后径均较成人小，X 线束衰减较少，与成人患者相比，相同的管电流会有更多的 X 线到达检测器，所以在相同的 CT 扫描条件下，儿童比成人的图像噪声要低。对儿童进行 CT 检查时，管电流降低引起的噪声增加可通过选择适当的扫描参数使图像质量得到保证。患儿体型较小，穿透人体需要的管电压较成人需要的管电压低，这就为在进行儿童 CT 扫描时降低管电压提供了可行性。对于体型较小至中等儿童（如婴幼儿），可将管电压降低至 70kVp；对于体型较大者，可将管电压降低至 80kVp。儿童受检者在相同的年龄、身高或体质量的条件下，体型的可变性很大，应用自动管电流和管电压调节技术，结合迭代重建算法是降低儿童 CT 检查辐射剂量的有效方法。

此外，减少重复照射、限制扫描范围、附加滤过板以及合理使用防护设备也能够起到一定的防护作用。在上腹部扫描时应合理使用防护设备对敏感区域（甲状腺、乳腺、性腺等）进行适当的防护屏蔽。患者制动及指导患者呼吸配合，也是减少运动伪影，获得较高 CT 图像质量及避免不必要重复扫描来减少患者辐射剂量的重要手段。

五、联合增强检查中的剂量控制

一站式或联合检查可根据临床需要实现一次打药多部位检查，获得更全面的诊断信息，不但可以减少对比剂用量，降低对比剂不良反应发生的可能性，同时也可以合理地优化扫描方案，达到控制辐射剂量的目的。

在很多情况下，如 CTA 和增强检查，可以采用一次扫描，进行不同图像目的的图像处理的方式，不增加辐射剂量。特别是对于腹部多期增强，可以根据临床需要检查方案有不同的调整，动脉期参数选择可侧重血管成像，降低管电压，动脉晚期、静脉期及延迟期侧重观察病变，适当调整管电流，不同的期相根据检查目的采用不同的参数设置，可以达到更个性化的检查方案和更低的辐射剂量。

对于急性脑缺血患者的头颅灌注与头颈部 CTA 联合检查，CTA 和灌注扫描尽可能采用相同的 kV 条件，如此 CTA 的图像也可以作为灌注图像的一帧，一次扫描用于不同目的的图像处理。同时降低扫描的管电压以控制扫描的辐射剂量，而根据不同的检查目的选择不同的管电流，在保证图像质量的基础上降低辐射剂量。

对于胸痛患者进行的肺动脉、冠状动脉和主动脉 CTA 的联合扫描，虽然检查部位多，但是扫描方案可以有不同的选择，可以单次扫描、两次扫描或者三次扫描，应根据主要怀疑的病变选择适合的检查方案（参见相关章节内容）。

低剂量 CT 检查是与常规检查比较而言的相对概念，不宜绝对化，单纯强调低剂量阈值亦缺乏实际意义，深刻理解、掌握低剂量成像技术，并实际运用到临床实践中，合理使用剂量这才是 ALARA 原则的精髓。

参考文献

1. McNitt-Gray MF. AAPM/RSNA physics tutorial for residents：topics in CT. Radiation dose in CT. Radiographics，2002，22（6）：1541-1553.

2. Donnelly LF，Emery KH，Brody AS，et al. Minimizing radiation dose for pediatric body applications of single-detector helical CT：strategies at a large Children's Hospital. AJR，2001，176（2）：303-306.

3. 张微晗. 64 排 CT 胸部低剂量扫描极限的探讨. 中华临床医师杂志（电子版），2015，9（14）：2703-2707.

4. Graser A，Becker CR，Staehler M，et al. Single-phase dual-energy CT allows for characterization of renal masses as benign or malignant. Invest Radiol，2010，45（7）：399-405.

5. Huda W，Scalzetti EM，Levin G. Technique factors and image quality as functions of patient weight at abdominal CT. Radiology，2000，217（2）：430-435.

6. Pontana F，Pagniez J，Duhamel A，et al. Reduced-dose low-voltage chest CT angiography with sinogram-affirmed iterative reconstruction versus standard-dose filtered back projection. Radiology，2013，267（2）：609-618.

7. Nakayama Y，Awai K，Funama Y，et al. Abdominal CT with low tube voltage：preliminary observations about radiation dose，contrast enhancement，image quality，and noise. Radiology，2005，237（3）：945-951.

8. 付传明，陈少波，吴德红，等. "双低"技术在主动脉 CTA 中的可行性研究. CT 理论与应用研究，

2015，24（3）：437-444.

9. Kwon JK, Chang IH, Moon YT, et al. Usefulness of low-dose nonenhanced computed tomography with iterative reconstruction for evaluation of urolithiasis：diagnostic performance and agreement between the urologist and the radiologist. Urology，2015，85（3）：531-538.

10. Scott Kriegshauser J, Naidu SG, Paden RG, et al. Feasibility of ultra-low radiation dose reduction for renal stone CT using model-based iterative reconstruction：prospective pilot study. Clin Imaging，2015，39（1）：99-103.

11. 陈国中，张龙江，周长圣，等. 70kV 管电压在头颅 CT 血管成像中的可行性. 放射学实践，2014，29（6）：585-588.

12. Masui T, Katayama M, Kobayashi S, et al. Intravenous injection of high and medium concentrations of computed tomography contrast media and related heat sensation, local pain, and adverse reactions. J Comput Assist Tomogr，2005，29（5）：704-708.

13. Guerrisi A, Marin D, Nelson RC, et al. Effect of varying contrast material iodine concentration and injection technique on the conspicuity of hepatocellular carcinoma during 64-section MDCT of patients with cirrhosis. Br J Radiol，2011，84（1004）：698-708.

14. Dong F, Davros W, Pozzuto J, et al. Optimization of kilovoltage and tube current-exposure time product based on abdominal circumference：a noval phantom study for pediatric abdominal CT. AJR Am J Roentgenol，2012，199（3）：670-676.

15. Kim S, Frush DP, Yoshizumi TT. Bismuth shielding in CT：support for use in children. Pediatr Rsdiol，2010，40（11）：1739-1742.

病例6-1　胸部低剂量扫描（一）

【临床病史】

男，60 岁，BMI：19。腹胀伴双下肢水肿 10 天余，近日自述胸闷、憋气。腹部超声提示：肝硬化，肝右叶中强回声结节，为进一步治疗入院。入院后腹部 CT（平扫+增强）发现肝右叶肝癌；肝硬化、脾大、腹水、食管-胃底静脉曲张；下腔静脉肝后段栓子形成；双肺多发结节。

【专科查体】

腹部稍膨隆，腹软，无压痛及反跳痛，肝、脾肋下未触及，全腹未触及包块，肝区叩击痛阴性。双侧胸廓对称，双肺呼吸音清，未闻及干湿啰音。

【临床诊断】

肝癌，肝硬化，脾大，腹水、食管-胃底静脉曲张；下腔静脉栓子；双肺多发转移。

【实验室检查】

检查项目	数值（正常范围）
糖化血红蛋白（HbA1c）	7.5%（4~6）
白细胞	$8.63×10^9$/L（3.5~9.5）
红细胞	$3.98×10^{12}$/L（4.3~5.8）
血小板	$430×10^9$/L（125~350）
血沉（ESR）	39mm/h（0~15）
CRP	24.8mg/L（0~8）

【扫描方案】

常规剂量方案		
胸部 CT	扫描范围：胸廓入口至双侧肋膈角	扫描时间：2.3s
	扫描模式：螺旋　　螺距：0.992	
	探测器宽度：80mm　　通道数：128	旋转速度：0.5s
	管电压：100kV　　管电流：自动 mA	噪声指数：10
	重建层厚：5mm　　算法：标准	迭代重建率：40%
	辐射剂量　CTDLvol：7.1mGy	DLP：276.88mGy·cm

低剂量方案		
胸部 CT	扫描范围：胸廓入口至双侧肋膈角	扫描时间：2.3s
	扫描模式：螺旋　　螺距：0.992	
	探测器宽度：80mm　　通道数：128	旋转速度：0.5s
	管电压：70kV　　管电流：自动 mA	噪声指数：10
	重建层厚：5mm　　算法：标准	迭代重建率：70%
	辐射剂量　CTDLvol：0.79mGy	DLP：23.73mGy·cm

【影像所见】

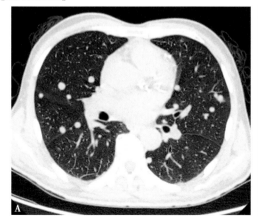
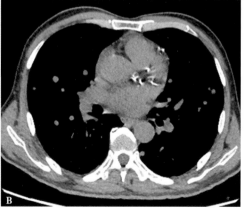

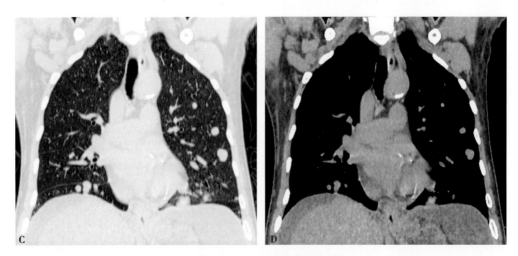

图 6-1　常规剂量胸部 CT

双肺多发结节影，大小不一，最大者直径约 16mm，边缘光滑；气管及支气管通畅

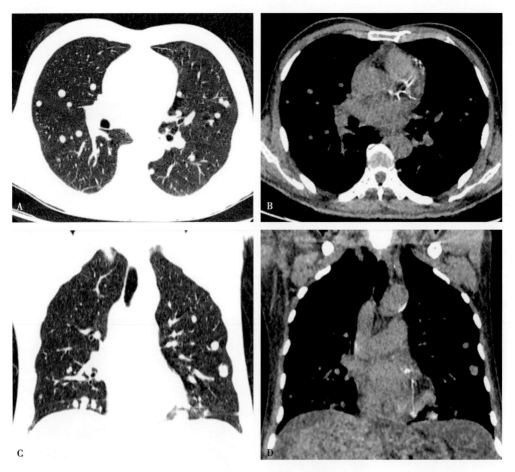

图 6-2　患者 1 周后复查胸部 CT

采用低剂量扫描方案，显示双肺结节较前未见明显变化。低剂量方案辐射剂量降至原方案约 1/10，但是图像质量下降不明显，能够满足诊断要求

病例 6-2　胸部低剂量扫描（二）

【临床病史】

男，42 岁，BMI：19.5。

常规查体。既往体健。吸烟史 20 余年，每天 1 包。

【专科查体】

双侧胸廓对称，双肺呼吸音清，未闻及干湿啰音。

【临床诊断】

肺内病变，性质待定？

【实验室检查】

检查项目	数值（正常范围）
糖化血红蛋白（HbA1c）	5.5%（4~6）
白细胞	$7.60×10^9$/L（3.5~9.5）
红细胞	$5.99×10^{12}$/L（4.3~5.8）
血小板	$435×10^9$/L（125~350）

【扫描方案】

常规剂量方案		
胸部 CT　扫描范围：胸廓入口至双侧肋膈角		扫描时间：2.2s
扫描模式：螺旋	螺距：0.992	
探测器宽度：80mm	通道数：128	旋转速度：0.5s
管电压：100kV	管电流：自动 mA	噪声指数：10
重建层厚：5mm	算法：标准	迭代重建率：40%
辐射剂量　CTDLvol：7.1mGy	DLP：276.66mGy·cm	

低剂量方案		
胸部 CT　扫描范围：胸廓入口至双侧肋膈角		扫描时间：2.3s
扫描模式：螺旋	螺距：0.992	
探测器宽度：80mm	通道数：128	旋转速度：0.28s
管电压：70kV	管电流：自动 mA	噪声指数：10
重建层厚：5mm	算法：标准	迭代重建率：70%
辐射剂量　CTDLvol：0.66mGy	DLP：21.85mGy·cm	

【影像所见】

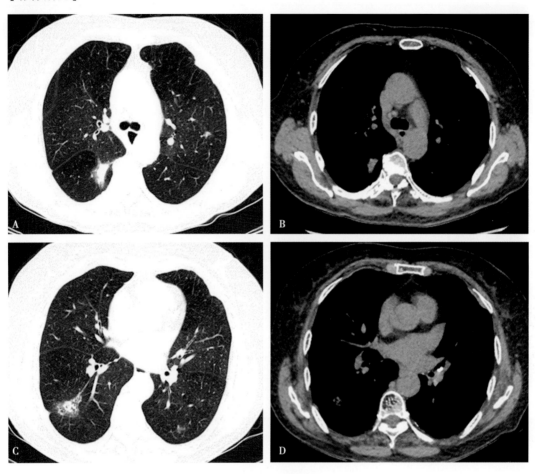

图 6-3　常规剂量胸部 CT

右肺下叶多发结节及斑片影，形态不规则，边界不清，密度不均，邻近胸膜可见增厚，右侧叶间裂可见移位

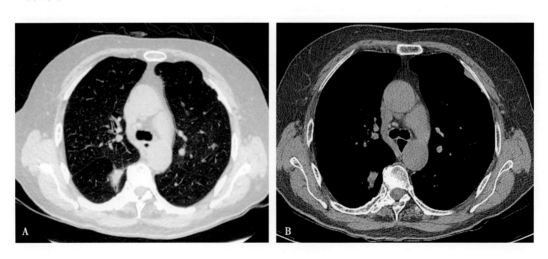

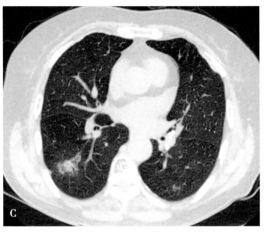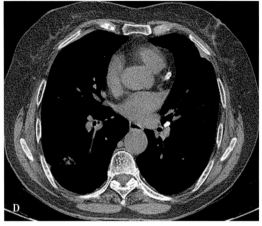

图 6-4　抗感染治疗 2 周后复查胸部 CT

采用低剂量扫描方案，显示右肺下叶结节及斑片影未见明显变化。低剂量方案辐射剂量降至原方案的不足 1/10，而图像质量下降不明显，能满足诊断要求

技术要点

婴幼儿、查体、短期复查或肺内结节随访者，为避免多次检查的辐射剂量过高，推荐进行低剂量扫描。70kV 扫描方案与常规剂量相比没有漏诊病灶，能够满足临床诊断需求，而患者所受辐射剂量明显降低。

对于胸部低剂量 CT 检查：

1. 中等及偏瘦体型患者最佳。

2. 准确摆位，水平腋中线定位，务必使胸部在扫描中心位置，以便自动管电流能准确输出适合患者的管电流值。

3. 管电压推荐 70kV 或 80kV，也可采用自动管电压技术。

4. 自动管电流，图像的噪声指数可适当提高，以降低实际管电流输出。

5. 提高扫描时的迭代重建处理权重，例如 70%，可进一步降低管电流输出。自适应多模型迭代重建技术考虑了不同部位图像噪声模型的影响，可部分弥补管电流降低所造成的图像噪声增大问题。

病例 6-3　婴幼儿腹部增强 CT 低剂量扫描

【临床病史】

女，1 岁，肝移植术后 4 个月复查。

【专科查体】

腹部平坦，上腹部可见约 20cm 手术瘢痕，无压痛及反跳痛，移动性浊音阴性，肠鸣音 3~5 次/分。

【临床诊断】

肝移植术后。

【实验室检查】

检查项目	数值（正常范围）
碱性磷酸酶（ALP）	207.4U/L（45.0~125.0）
总胆红素（TBIL）	9.41μmol/L（0~17）
直接胆红素（DBIL）	1.89μmol/L（0~6.8）
白蛋白（ALB）	46.6g/L（44~97）
总蛋白（TP）	70g/L（65~85）

【扫描方案】

对比剂	名称：碘佛醇	浓度：320mgI/ml	注射速度：0.7ml/s	剂量：10ml
动脉期	延迟方式：预估，延迟时间6s			
	扫描范围：膈顶至双肾下极		扫描时间：2.9s	
	扫描模式：轴扫			
	探测器宽度：160mm	通道数：256	旋转速度：0.5s	
	管电压：70kV	管电流：自动mA	噪声指数：25	
	重建层厚：0.625mm	算法：标准	迭代重建率：50%	
	辐射剂量 CTDLvol：1.54mGy		DLP：26.21mGy·cm	
门静脉流入期	动脉期后15s			
	扫描范围：双肾下极至膈顶		扫描时间：2.7s	
	扫描模式：轴扫			
	探测器宽度：160mm	通道数：256	旋转速度：0.5s	
	管电压：70kV	管电流：自动mA	噪声指数：25	
	重建层厚：0.625mm	算法：标准	迭代重建率：50%	
	辐射剂量 CTDLvol：1.54mGy		DLP：26.21mGy·cm	
门静脉期	门静脉流入期后30s			
	扫描范围：膈顶至双肾下极		扫描时间：2.7s	
	扫描模式：轴扫			
	探测器宽度：160mm	通道数：256	旋转速度：0.5s	
	管电压：70kV	管电流：自动mA	噪声指数：25	
	重建层厚：0.625mm	算法：标准	迭代重建率：50%	
	辐射剂量 CTDLvol：1.54mGy		DLP：26.21mGy·cm	

【影像所见】

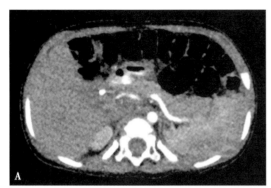
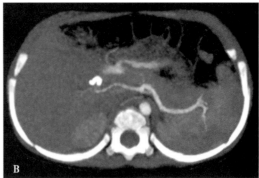

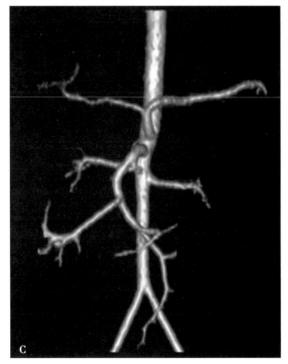

图 6-5　肝移植术后，肝动脉系统未见异常

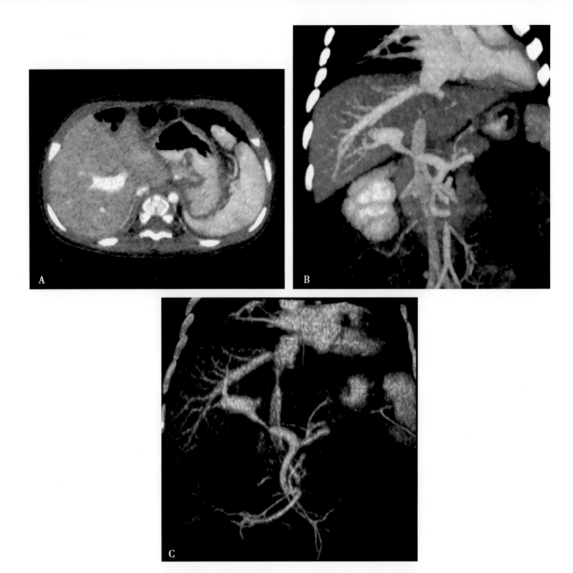

图 6-6　肝移植术后，门静脉吻合口狭窄

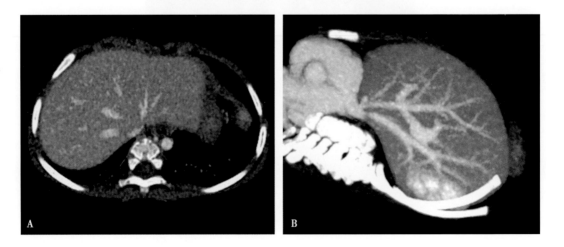

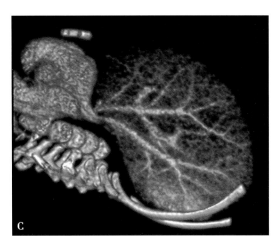

图 6-7　肝移植术后，肝静脉系统未见异常

技术要点

对于婴幼儿的 CT 检查，由于体积较小，宽体检测器 CT 设备可以采用轴扫方式，70kV、50%迭代重建率条件下，较常规腹部扫描可明显降低辐射剂量。

1. 对于不能合作的儿童患者，可在镇静后进行扫描，同时关闭屏气、呼吸指令。

2. 对比剂的使用应严格遵循剂量要求，根据患者体重计算对比剂用量，推荐团注速率 0.7ml/s，生理盐水 5~10ml 冲管。

3. 推荐 70kV 管电压。

4. 采用阈值自动触发方式启动扫描时，监测层面可选择横膈水平的腹主动脉（胸腔腹腔交界处，天然对比良好，易确定腹主动脉位置），触发阈值选择 100HU。

病例 6-4　腹部增强联合 CTA 低剂量扫描

【临床病史】

女，19 岁，腹痛 10 天余。

【专科查体】

腹部平软，未见胃型及蠕动波，无浅静脉曲张，腹软，未及包块，无压痛及反跳痛，肝、脾肋下未及。肠鸣音 4 次/分，未及异常血管杂音。

腹部超声提示胆囊结石。

【临床诊断】

腹痛待查。

【实验室检查】

检查项目	数值（正常范围）
白细胞	$6.8×10^9/L$（$3.5~9.5$）
红细胞	$4.01×10^{12}/L$（$4.3~5.8$）
血小板	$120×10^9/L$（$125~350$）
肌酐（CREA）	$47μmol/L$（$45~84$）
白蛋白（ALB）	$47.5g/L$（$40~55$）
葡萄糖（GLU）	$4.5mmol/L$（$3.9~6.1$）

【扫描方案】

对比剂	名称：碘佛醇	浓度：370mgI/ml	注射速度：4ml/s	剂量：70ml
动脉期	延迟方式：自动触发　ROI 位置：腹主动脉　阈值：150HU			
	扫描范围：膈顶至双肾下极			扫描时间：2.7s
	扫描模式：螺旋	螺距：0.992		
	探测器宽度：80mm	通道数：128	旋转速度：0.5s	
	管电压：80kV	管电流：自动 mA	噪声指数：25	
	重建层厚：0.625mm	算法：标准	迭代重建率：60%	
	辐射剂量　CTDLvol：1.36mGy		DLP：45.20mGy·cm	
门静脉期	动脉期后 30s			
	扫描范围：双肾下极至膈顶			扫描时间：2.7s
	扫描模式：轴扫			
	探测器宽度：80mm	通道数：128	旋转速度：0.5s	
	管电压：100kV	管电流：自动 mA	噪声指数：25	
	重建层厚：0.625mm	算法：标准	迭代重建率：40%	
	辐射剂量　CTDLvol：2.33mGy		DLP：143.12mGy·cm	
平衡期	门静脉期后 120s			
	扫描范围：膈顶至双肾下极			扫描时间：2.7s
	扫描模式：轴扫			
	探测器宽度：80mm	通道数：128	旋转速度：0.5s	
	管电压：100kV	管电流：自动 mA	噪声指数：25	
	重建层厚：0.625mm	算法：标准	迭代重建率：40%	
	辐射剂量　CTDLvol：2.33mGy		DLP：143.12mGy·cm	

【影像所见】

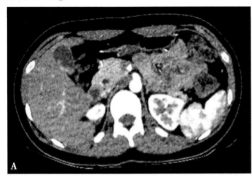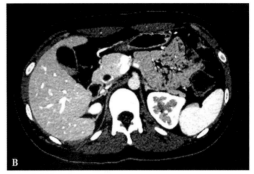

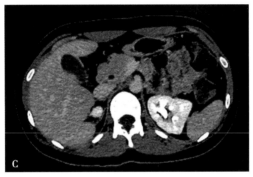

图 6-8　腹部增强 CT 的动脉期、门静脉期和平衡期图像

肝脏、胰腺、脾、双肾未见异常，胆囊腔内可见泥沙样结石影。注意为控制总体的辐射剂量，动脉期采用了不同的扫描参数

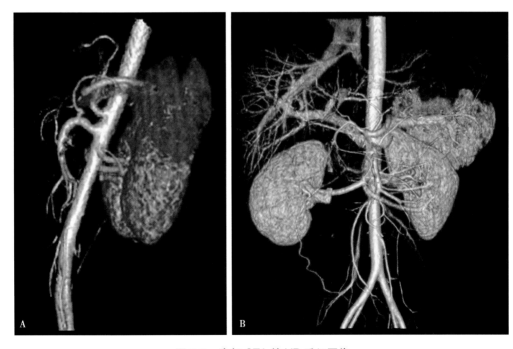

图 6-9　腹部 CTA 的 VR 重组图像

腹主动脉、腹腔干、肠系膜上动脉及分支走行、分布未见异常，门静脉及其属支、肝静脉未见异常

技术要点

　　对于此例患者的检查方案设置，根据检查目的，不同的检查期相选择了不同的扫描条件，以控制总体的辐射剂量。动脉期侧重腹部血管成像，采用固定管电压选择 80kV，迭代重建率可适当提高；而门静脉期和平衡期则侧重腹部脏器的显示，采用自动管电压 100kV，迭代重建率较低。

病例 6-5　头部灌注联合 CTA 低剂量扫描

【临床病史】

　　男，71 岁，BMI：21，头痛、头晕 5 天入院。

　　既往脑梗死病史 5 年。糖尿病病史 20 年。高血压 1 年。

【专科查体】

　　心音有力，律齐，心率 72 次/分。

【临床诊断】

　　脑梗死；高血压；2 型糖尿病。

【实验室检查】

检查项目	数值（正常范围）
白细胞	5.78×10^9/L（3.5~9.5）
红细胞	4.91×10^{12}/L（4.3~5.8）
血小板	305×10^9/L（125~350）
血沉（ESR）	39mm/h（0~15）
白蛋白（ALB）	37.9g/L（40~55）
葡萄糖（GLU）	7.58mmol/L（3.9~6.1）
尿白蛋白（PRO）	阴性
尿糖（GLU）	++
尿酮体（KET）	阴性

【扫描方案】

对比剂	名称：碘佛醇	浓度：370mgI/ml	注射速度：4.5ml/s	剂量：40ml

头灌注+	延迟方式：5s		
CTA 流入段	扫描范围：全脑		扫描时间：20s
	扫描模式：轴扫	时间间隔：每帧 2s	帧数：10 帧
	探测器宽度：160mm	通道数：256	旋转速度：0.5s
	管电压：80kV	管电流：自动 mA	噪声指数：25
	重建层厚：0.625mm	算法：标准	迭代重建率：80%
	辐射剂量　CTDLvol：29.1mGy		DLP：625.63mGy·cm
头灌注+	先前序列完成后立即进行，约延迟 3.5s		
CTA 流出段	扫描范围：全脑		扫描时间：24s
	扫描模式：轴扫	时间间隔：每帧 3s	帧数：8 帧
	探测器宽度：160mm	通道数：256	旋转速度：0.5s
	管电压：80kV	管电流：自动 mA	噪声指数：25
	重建层厚：0.625mm	算法：标准	迭代重建率：80%
	辐射剂量　CTDLvol：29.1mGy		DLP：625.63mGy·cm

【影像所见】

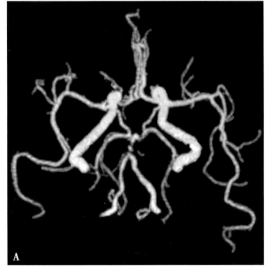
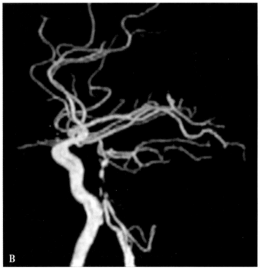

A

B

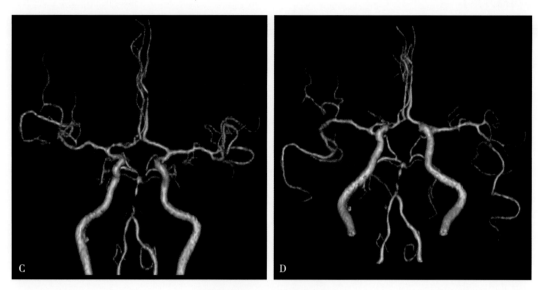

图 6-10　头部 CTA 图像

基底动脉的管腔局部狭窄，双侧颈内动脉虹吸段、岩段形态不规则，所示大脑前动脉、大脑中动脉、大脑后动脉走行及分布未见明显异常

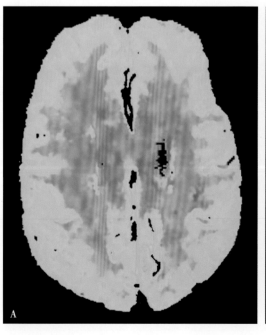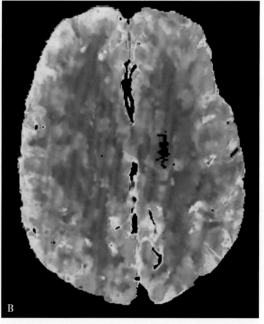

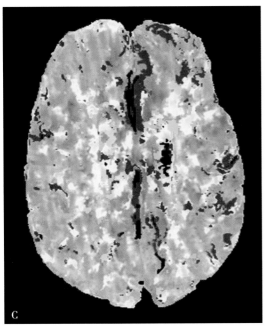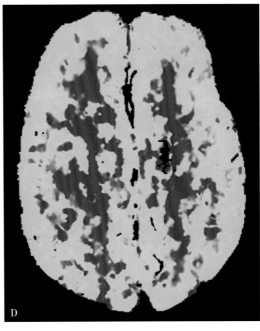

图 6-11　双侧大脑半球的灌注图像

CBV、CBF、MTT 和 TTP 未见明显异常

技术要点

　　全脑的 CT 灌注数据，实际上也是全脑的 4D CTA 图像，可以选择动脉峰值时间的数据进行头部 CTA 的图像处理，甚至可以选择静脉的峰值时间获得 CTV 的图像。一次灌注扫描的数据可用于不同目的的图像处理，而无须增加额外的扫描。

　　1. 由于扫描时间相对较长，扫描前可进行头部绑带固定。

　　2. 如果不需增强检查的图像，对于 CTA 和灌注来说，管电压可选择 70kV。迭代重建率和噪声指数也可适当提高。

　　3. 对于灌注扫描，流入段和流出段也可以采用分段扫描的方式进行设置：流入段周期每帧 2.0s（扫描 1.0s，间隔 1.0s），扫描 10 帧；流出段每帧 3.0s（扫描 1.0s，间隔 2.0s），扫描 8 帧，总扫描时间约 45s，可以进一步降低总体的辐射剂量。

病例 6-6　冠脉 CTA "双低" 剂量扫描（一）

【临床病史】

男，60 岁，BMI：22。入院前 2 年出现双下肢水肿，伴乏力，到当地医院就诊，诊断为 "糖尿病肾病"，给予药物治疗。1 个月前发现血肌酐升高，诊断为 "慢性肾功能衰竭-尿毒症期，2 型糖尿病"，行右颈部深静脉插管并左腕部动静脉瘘成形术，规律血液透析，一周 3 次，间断促红素治疗改善贫血。

既往高血压病史 3 年，最高达 200/100mmHg。

因拟行胰肾联合移植术前评估，行冠脉 CTA 检查。

【专科查体】

神清、慢性病容，贫血貌，颜面及眼睑无水肿，睑结膜苍白，心音有力，律齐，心率 72 次/分。

【临床诊断】

慢性肾功能衰竭-尿毒症期；肾性高血压；肾性贫血；2 型糖尿病。

【心电图】

窦性心律，左心室肥大的电压标准，异常 ECG。

【实验室检查】

检查项目	数值（正常范围）
糖化血红蛋白（HbA1c）	5.7%（4~6）
白细胞	$6.72×10^9/L$（3.5~9.5）
红细胞	$2.97×10^{12}/L$（4.3~5.8）
血小板	$305×10^9/L$（125~350）
血沉（ESR）	39mm/h（0~15）
白蛋白（ALB）	37.9/L（40~55）
葡萄糖（GLU）	5.38mmol/L（3.9~6.1）
尿酸（UA）	319.4μmol/L（208~428）
肌酐（CREA）	665.20μmol/L（59~104）
尿素（UREA）	17.29mmol/L（3.1~8.0）
尿白蛋白（PRO）	++++（阴性）
尿糖（GLU）	++（阴性）
尿酮体（KET）	－（阴性）

【扫描方案】

对比剂	名称：碘帕醇	浓度：370mgI/ml	注射速度：3ml/s	剂量：30ml

冠脉 CTA	延迟方式：自动触发　ROI 位置：升主动脉　阈值：70HU	
	扫描范围：冠脉开口至心底	扫描时间：0.3s
	扫描模式：轴扫	
	探测器宽度：160mm	通道数：256	旋转速度：0.28s
	管电压：70kV	管电流：自动 mA	噪声指数：21.0
	重建层厚：0.625mm	算法：标准	迭代重建率：70%
	辐射剂量　CTDLvol：1.89mGy		DLP：26.52mGy·cm

【影像所见】

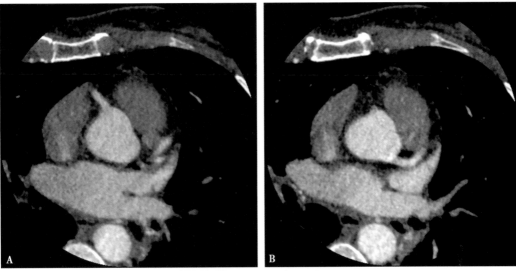

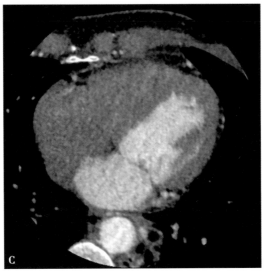

图 6-12　"双低"剂量的冠脉 CT 图像

A. 右冠状动脉开口；B. 左冠状动脉开口；C. 二尖瓣

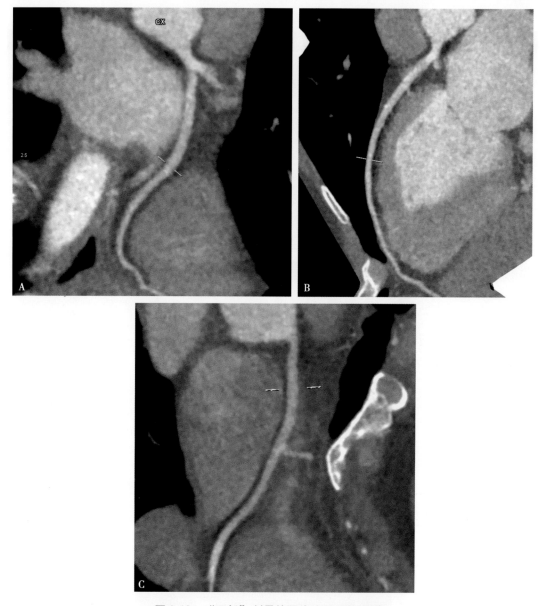

图 6-13　"双低"剂量的冠脉 CTA 重组图像

A. 左回旋支；B. 左前降支；C. 右冠状动脉。3 条血管走行及管腔均未见异常狭窄

技术要点

　　对于肾功能不好的患者，在扫描方案的设定时，应尽可能降低对比剂用量。低对比剂用量、低辐射剂量的双低扫描是这类患者最合适的扫描方案。

病例 6-7　冠脉 CTA "双低" 剂量扫描（二）

【临床病史】

女，54 岁，BMI：20，入院前 3 天出现发热、气短、咳嗽、咳痰。

入院前 4 年休息时间断出现心前区疼痛，放射至咽喉部，持续 3~4 分钟缓解，未服药治疗。

【专科查体】

血压 157/90mmHg，口唇无发绀，心音有力，心率 72 次/分，各瓣膜听诊区未闻及器质性杂音。

【临床诊断】

高血压；冠心病。

【心电图】

窦性心律，Ⅱ、aVF 导联 T 波倒置、低平。

【实验室检查】

检查项目	数值（正常范围）
葡萄糖	3.88mmol/L（3.9~6.1）
白细胞	$6.9×10^9$/L（3.5~9.5）
红细胞	$5.0×10^{12}$/L（4.3~5.8）
血小板	$339×10^9$/L（3.5~9.5）
甘油三酯（TRIG）	1.89mmol/L（0~1.7）

【扫描方案】

对比剂	名称：碘帕醇	浓度：370mgI/ml	注射速度：3ml/s	剂量：30ml

冠脉 CTA	延迟方式：自动触发　ROI 位置：升主动脉　阈值：70HU	
	扫描范围：冠脉开口至心底	扫描时间：0.3s
	扫描模式：轴扫	
	探测器宽度：160mm　　通道数：256	旋转速度：0.28s
	管电压：70kV　　管电流：自动 mA	噪声指数：21.0
	重建层厚：0.625mm　　算法：标准	迭代重建率：70%
	辐射剂量　CTDLvol：2.4mGy　　DLP：35.55mGy·cm	

【影像所见】

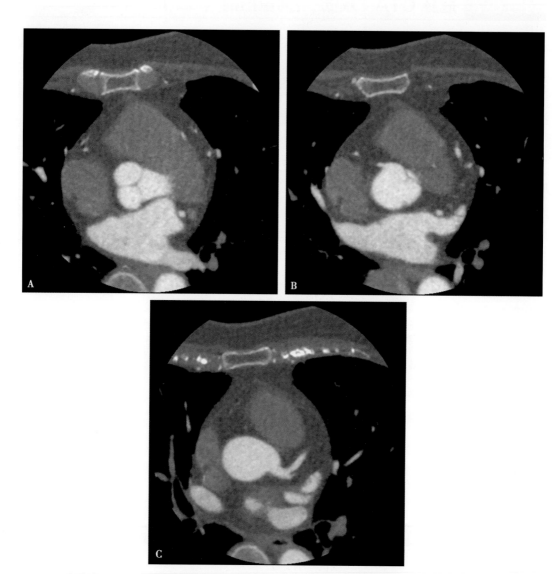

图 6-14　"双低"剂量的冠脉 CT 图像

A. 主动脉瓣开口；B. 右冠状动脉开口；C. 左冠状动脉开口

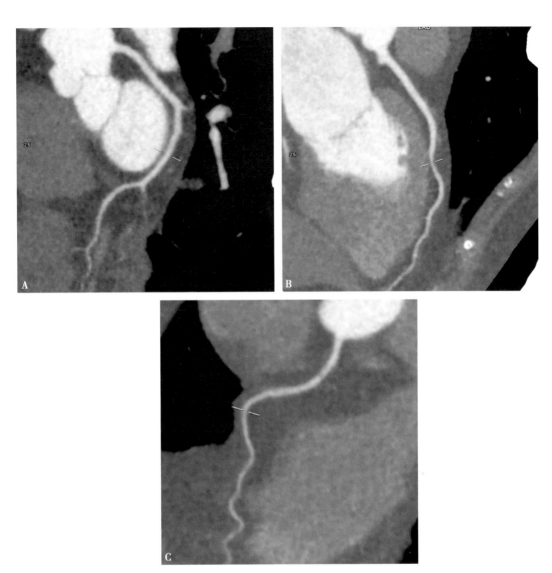

图 6-15　"双低"剂量冠脉 CTA 曲面重组图像

A. 左回旋支；B. 左前降支；C. 右冠状动脉

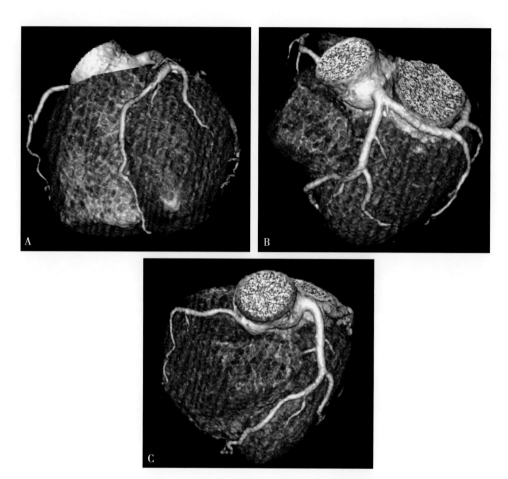

图 6-16　"双低"剂量冠脉 CTA 的 VR 重组图像
A. 右冠状动脉；B. 左冠状动脉主干；C. 左回旋支。左前降支中段可见心肌桥

技术要点

1. "双低"剂量扫描适合中等偏瘦体型者（≤50kg），体型过大者条件不足，容易造成图像质量明显降低。

2. 准确摆位，务必使心脏在扫描中心位置，以便自动条件设置能准确地输出适合患者的管电流和管电压值。

3. 适当提高迭代重建率，可进一步降低管电流输出。自适应多模型迭代重建技术包含不同部位图像噪声模型的迭代运算，可弥补管电流降低所致的图像噪声增大问题。

4. 呼吸训练，吸气末扫描，有利于稳定心率与心律，提高图像质量。

病例 6-8　下肢 CTA 扫描（一）

【临床病史】

女，70 岁，BMI：20，腹主动脉瘤术后复查。

1 年前发现腹部搏动性肿物伴腹痛，腹部 CTA 示腹主动脉瘤，行支架治疗。既往心梗病史 8 年，口服"阿司匹林"治疗。

【专科查体】

腹平坦，未见胃型及蠕动波，无浅静脉曲张，触之软，肝、脾肋下未及。无压痛、反跳痛。肠鸣音可闻及，3~5 次/分。

【临床诊断】

腹主动脉瘤术后；冠心病，陈旧性心肌梗死。

【实验室检查】

检查项目	数值（正常范围）
白细胞	$5.32×10^9$/L（3.5~9.5）
红细胞	$4.87×10^{12}$/L（4.3~5.8）
血小板	$101×10^9$/L（125~350）
红细胞压积（HCT）	43.6%（40~50）
白蛋白（ALB）	35.5g/L（40~55）
总蛋白（TP）	63g/L（65~85）
D-二聚体	3209.55μg/L（0~500）

【扫描方案】

对比剂	名称：碘帕醇　浓度：370mgI/ml　注射速度：3ml/s　剂量：80ml

双下肢 CTA	延迟方式：自动触发　ROI 位置：主动脉　阈值：150HU	
	扫描范围：膈肌至足底	扫描时间：15.6s
	扫描模式：轴扫　螺距：0.984	
	探测器宽度：40mm　通道数：64	旋转速度：0.5s
	管电压：70kV　管电流：自动 mA	噪声指数：21.0
	重建层厚：0.625mm　算法：标准	迭代重建率：70%
	辐射剂量　CTDLvol：2.57mGy　DLP：326.25mGy·cm	

【影像所见】

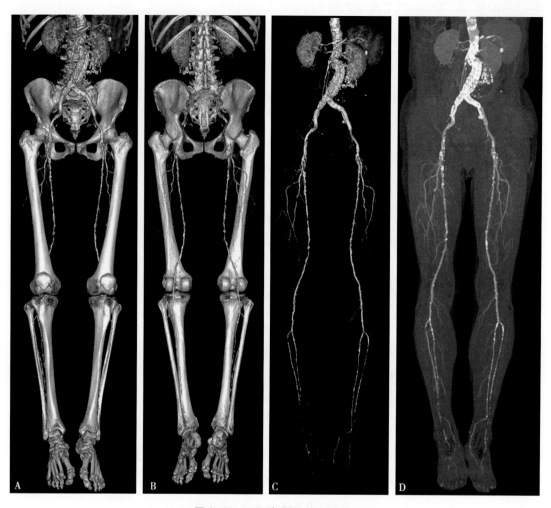

图 6-17　双下肢 CTA 重组图像

L2～L5 水平腹主动脉瘤支架植入术后，腹主动脉末端、双肾动脉、双侧髂总动脉、髂内动脉及双下肢动脉可见多发动脉粥样硬化性改变，双侧股动脉多发中重度狭窄

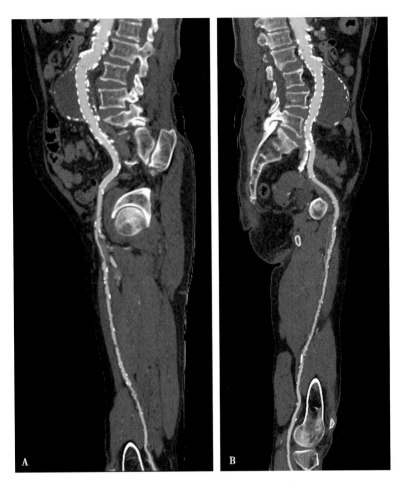

图 6-18　双下肢 CTA 曲面重组图像

显示腹主动脉瘤支架植入术后情况，腹主动脉末端、双侧髂动脉及双侧股动脉多发中重度狭窄

病例 6-9 下肢 CTA 扫描（二）

【临床病史】

男，66 岁，右下肢红肿疼痛 1 周，无畏寒、发热等不适，无明显发凉、麻木，无明显间歇性跛行，曾于当地医院查下肢血管彩超提示双下肢动脉硬化。

既往糖尿病史 10 年，高血压病史 20 年，未规律服药。

【专科查体】

右下肢局部略红肿，局部可见片状皮肤红疹，色鲜红，境界较清楚，触之有痛感，皮温较对侧略高，双下肢未见浅静脉曲张。双侧股动脉、腘动脉、足背及胫后动脉搏动可及。

【临床诊断】

右下肢丹毒。

【实验室检查】

检查项目	数值（正常范围）
白细胞	$7.1×10^9$/L（3.5~9.5）
红细胞	$4.5×10^{12}$/L（4.3~5.8）
血小板	$145×10^9$/L（125~350）
白蛋白（ALB）	35.5g/L（40~55）
纤维蛋白原	5.8g/L（2.0~4.0）
葡萄糖（GLU）	5.8mmol/L（3.9~6.1）
D-二聚体	562.3μg/L（0~500）

【扫描方案】

对比剂	名称：碘帕醇	浓度：370mgI/ml		注射速度：3ml/s	剂量：80ml
双下肢 CTA	延迟方式：自动触发 ROI 位置：主动脉 阈值：150HU				
	扫描范围：双肾动脉至足底				扫描时间：15.6s
	扫描模式：轴扫		螺距：0.984		
	探测器宽度：40mm		通道数：64		旋转速度：0.5s
	管电压：70kV		管电流：自动 mA		噪声指数：21.0
	重建层厚：0.625mm		算法：标准		迭代重建率：70%
	辐射剂量 CTDLvol：2.57mGy			DLP：326.25mGy·cm	

【影像所见】

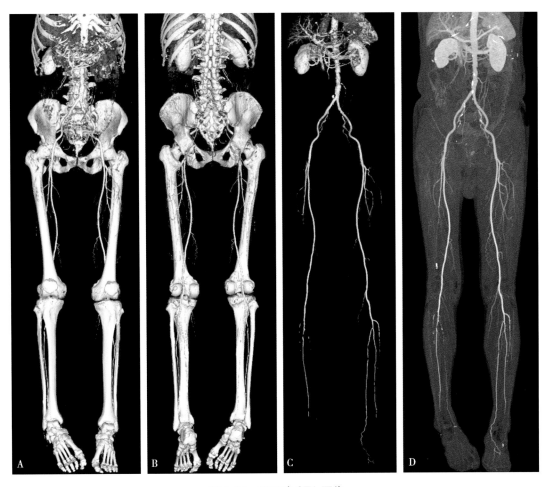

图 6-19　双下肢 CTA 图像

腹主动脉末端、双侧髂动脉及双下肢动脉多发动脉粥样硬化，左侧股总动脉起始段轻度狭窄，右侧股浅动脉起始段中度狭窄，右侧胫后动脉闭塞

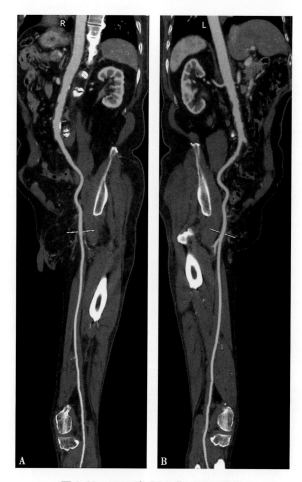

图 6-20 双下肢 CTA 曲面重组图像

显示腹主动脉、双侧髂动脉及双侧股动脉的多发动脉粥样硬化与管腔内情况

技术要点

　　糖尿病所致的全身血管病变常见，下肢尤甚，由于病变范围广，扫描通常需双肾动脉至足底进行连续扫描，患者所受辐射剂量也相应较大。相对于其他部位，下肢软组织较少，因此可以在保证血管显示的基础上尽量降低管电压，从而达到明显降低辐射剂量的目的。

　　1. 双下肢自然伸展，双脚并拢绑带固定。

　　2. 推荐 70kV 管电压。

　　3. 自动管电流，可适当提高噪声指数和迭代重建率。

　　4. 下肢血流速度较慢，为避免扫描速度快于对比剂在下肢内的血流速度，可适当控制扫描速度，如采用较窄的探测器宽度或在膝关节水平适当延迟，有利于下肢远端血管的充盈。

（黄黎香　刘丽华　龙淼淼　高光峰）